KB155519

알칼리수, 산성화시대의 솔루션

알칼리수, 산성화시대의 솔루션

초판 1쇄 인쇄일 _ 2012년 1월 2일
초판 1쇄 발행일 _ 2012년 1월 6일

지은이 _ 김청호·이규철·엄수려
펴낸이 _ 최길주

펴낸곳 _ 도서출판 BG북갤러리
등록일자 _ 2003년 11월 5일(제318-2003-00130호)
주소 _ 서울시 영등포구 여의도동 14-5 아크로폴리스 406호
전화 _ 02)761-7005(代) | 팩스 _ 02)761-7995
홈페이지 _ http://www.bookgallery.co.kr
E-mail _ cgjpower@yahoo.co.kr

값 12,000원

ISBN 978-89-6495-027-2 03510

이 도서의 국립중앙도서관 출판시도서목록(CIP)은 e-CIP홈페이지
(http://www.nl.go.kr/ecip)와 국가자료공동목록시스템(http://www.nl.go.kr/kolisnet)에서
이용하실 수 있습니다.(CIP제어번호 : CIP2011005628)

과학적으로 설명한 올바른 물 섭취 가이드

알칼리수, 산성화시대의 솔루션

김청호·이규철·엄수려 공저

Alkaline Water for Healthy Life

BIG 북갤러리

인사말

현재 전 세계적으로 3,000종 이상의 물이 시판되고 있다. 국내에도 수입품과 국산을 통틀어 백여 종에 가까운 미네랄워터 제품이 시판 중이나, 이 중에서 개인의 건강상태에 맞는 제품을 고르기란 쉽지 않다. 미네랄워터의 제품군 중 '알칼리수(Alkaline water)' 는 이미 국내 수많은 정수기 업체의 약진으로 대중에게 널리 알려져 있지만 알칼리수가 어떻게 건강에 도움이 될 수 있는지를 과학적으로 설명할 수 있는 사람은 많지 않다. 대부분 알칼리 이온수기 등의 광고에서는 'pH', 'ORP', '전기분해' 와 같은 일반인에게 생소한 과학용어를 남발하여 뭔가 정확히 알 수는 없지만 일단 몸에 좋을 것 같은 느낌을 전달할 뿐 실제 기계가 어떠한 과정을 통해 물을 처리하고, 그 처리과정이 우리 몸에 얼마나 큰 혜택을 줄 수 있는 지를 명확하게 설명하지 못하고 있다. 생수와 정수기 시장의 확산으로 수많은 업체들이 고가의 프리미엄 생수와 정수기를 출시하는 요즘에는 특히나 소비자가 한 발 앞서 과학적인 정보에 주의를 기울이고 제품의 가능성을 꼼꼼히 따져야 할 필요가 있다.

알칼리수는 그간 수많은 유사건강기능식품 업체들의 악용으로 인해 소비자로부터 외면당하기 일쑤였다. 그러나 의학적, 임상영양학적 관점에서 인체 내 알칼리성 물질과 산성 물질의 균형은 전혀 새롭지 않은 교과서적 이론으로 셀 수 없이 많은 학자들과 전문가들에게 인정받는 내용이다. 문제는 '어떤 물이 진정 인체 내 알칼리성과 산성의 균형에 도움이 되는가' 그리고 '가격이 합당한가'이다. 현명한 소비자의 선택을 돕기 위한 과학적인 설명이 필요하다는 생각에서부터 이 책이 시작되었다.

　이 책의 작업이 진행되면서 소비자뿐만 아니라 국내 의료계 종사자들에게도 필요한 해외 유수 연구기관의 최신 연구 자료를 갈무리할 필요를 느껴서 추가했다. 여러 분야의 독자에게 두루 도움이 될 수 있도록 중립적인, 다양한 시각에서 알칼리수와 인체 내 알칼리/산성 밸런스 이론을 다루어보았다. 가치 있는 정보를 담은 책으로 다듬기 위한 과정에서 주신 수많은 분들의 도움에 큰 감사드리며, 앞으로도 소비자의 현명한 선택을 위한 양질의 정보를 위해 최선을 다하겠다.

이 책을 읽는 독자 모두의 장수와 안녕을 기원하며
2011년 11월
저자 김청호 · 이규철 · 엄수려

서문

대한민국의 평범한 회사원 산성화 씨의 하루를 보자.

아침에 눈을 뜬 성화 씨는 간단한 토스트를 곁들여 '건강에 좋은' 과일주스를 마시고 출근한다. 회사에 출근하면 우선 '진한 향기와 깊은 맛의' 커피믹스를 타 마시고, 오전 중에 입이 심심하면 간식에 곁들여 또 마신다. 점심식사 후엔 식곤증을 쫓기 위해 특별히 '바쁜 현대인의 충전소' 커피전문점을 찾아가 아메리카노를 주문한다. 퇴근 후 피트니스센터나 조깅트랙에서 땀을 흘리면 '전해질을 보충하기 위해' 이온음료를 마시고, 야근이라도 하게 되면 약국에서 사먹는 '피로회복제' 음료, 또는 '비타민이 가득한' 비타민음료를 마셔 몸을 보한다. 주말에 손님이 오면 '따뜻한 마음을 담은' 커피와 녹차를 대접한다. 자녀들의 친구가 놀러 오면 간식과 함께 '쿨하고 짜릿한' 탄산음료를 내어준다. 산성화 씨가 마시는 '건강에 좋은', '맛있는', '정을 담은', '쿨한', '멋진' 음료의 광고는 매스컴을 통해 하루 종일 계속된다.

　도심지역에서 출퇴근을 반복하는 대부분의 사람들은 산성화 씨의 음료 섭취 스케줄에 공감할 것이다. 하지만 계속 음료수를 마신 산성화 씨의 몸이 탈수상태라면, 얼마나 많은 사람들이 고개를 끄덕일까?

　음료수를 맛있는 간식의 일부로 생각하는 사람들이 있는 반면, '방금 주스를 마셨으니 물은 필요 없다' 고 생각하는 사람들도 많다. 하루 종일 몇 시간 간격으로 무언가 마시고 있었다면 더욱 그럴 확률이 높다. 그러나 그 어떤 '건강한' 음료도 깨끗한 물과는 비교할 수 없다. 수분 섭취가 목적이 아닌 '맛있는' 음료, 혹은 '기능성' 음료는 대개 한 캔당 6~12스푼의 설탕을 함유하고 있다. 설탕 섭취량에 주의를 기울이는 사람들도 달지 않은 블랙커피나 녹차를 물 대신 마신다면 카페인의 지속적인 섭취로 몸이 조금씩 산성화될 것이다. 물 이외의 거의 모든 음료수에는 건강에 도움이 되지 않는 물질이 들어있는 것이다. 따라서 적절한 섭취량의 조절이 반드시 필요하다.

수돗물 시스템이 열악한 빈민층 구역의 미국 어린이들은 페트병에 담긴 탄산음료를 물 대신 마신다. 말 그대로 콜라를 물처럼 마시는 것이다. 정크푸드(junk food) 섭취와 운동 부족까지 더해져 현재 미국 빈민층 어린이들의 비만과 당뇨문제는 걷잡을 수 없이 확산되는 중이다. 콜라에 담긴 인과 탄산이 야기하는 체내 산성화를 중화시키려면 32잔의 깨끗한 물이 필요하다는 연구결과가 있다. 어릴 때부터 물 대신 콜라를 섭취한다면 치아건강에 문제가 됨은 물론이며, 체내 산성화가 훨씬 빠르게 진행되어 이상적인 식생활에 운동을 병행하더라도 건강상의 문제가 생길 수 있는 여지가 크다.

인간의 가장 기본적인 음료는 물이어야 한다. 물은 인간의 건강에 영향을 미치는 인자(물, 휴식, 음식, 운동, 해독, 영양보충, 스트레스 해소) 중 그 어떤 것보다도 앞서 꼽는 것으로 건강의 기둥이나 마찬가지이다. 그러나 각종 농업 오염물질과 산업 폐기물 등에 의해 깨끗한 수자원이 고갈되고, 병에 든 생수를 사서 마시는 것이 일상화된 요즘 같은 시대에 건강의 으뜸 기둥을 든든하게 세우기란 좀처럼 쉽지 않다. 어떤 음료수를 구입할지 고민하는 것보다 어떤 물을 어떻게 마셔야 할지를 고민할 필요가 있다.

현재 한국의 정수기술은 세계의 첨단을 달리고 있다. 우수한 국내 기술로 해외에서도 인정받고 있는 기업체들이 많다. 특히 세계 3위의 정수공업회사로 손꼽히는 한국정수공업회사는 원자력 발전소 냉각기에 사용되는 순수한 발전용 물을 만들어내는 탁월한 기술로 중동지역을 비롯해 전 세계로 수출하는 기업이다. 기계를 위한 최고의 정수를 생산하는 기술이 이미 국내에 존재하는 것이다. 이러한 국내 기술력과 의학계의 올바른 연구가 힘을 합치면 인체를 위한 최고의 물을 생산하는 것도 국내에서 가능할 것이다.

인체에 가장 적합한 물이라고 주장하는 고가의 생수 상품들이 국내에서 많이 시판되고 있다. 특히 빙하수와 같은 고가의 프리미엄 수입 제품은 750ml 한 병당 7만 원이 넘는 가격에 팔리기도 한다. 그러나 물을 선택함에 있어서 취수원보다는 물 자체의 품질과 미네랄 함량이 더욱 중요하다는 사실에 소비자는 주의를 기울일 필요가 있다. 프리미엄 물 시장에서는 높은 가격이 고품질을 의미하지 않기 때문이다. 이 책은 인간의 가장 기본적인 음료인 물을 어떻게 선택해야 하는지에 대한 과학적인 근거뿐만 아니라 어떤 물을 어떻게 섭취해야 하는지에 대해 심도 깊게 고찰하여 독자와 소비자의 입장에서 이해하기 쉽게 설명했다.

책의 내용이 과학적 연구를 바탕으로 하기 때문에 일반인이 한 번에 이해하기에는 다소 어려운 부분이 있을 수도 있다. 그러나 이 책의 핵심은 단 두 가지로, 독자들이 이것만 이해한다면 저자는 소기의 목적을 달성한 것이다. 첫째, 몸에 필요한 만큼 물을 충분히 섭취할 것. 둘째, 인체 내부의 산성과 알칼리성의 밸런스를 맞추는 물을 선택할 것. 이 핵심내용만 이해할 수 있다면 나머지는 모두 부수적인 것이라고 보아도 무방하다.

체내 알칼리성 물질과 산성 물질의 균형은 수십 년 전부터 의료계에서 최적 건강의 유지를 위한 하나의 수단으로 연구되고 있다. 혈액은 아주 세밀한 농도의 약알칼리 pH를 유지해야 하는 반면, 우리가 즐겨 섭취하는 음식과 선호하는 생활인자는 인체의 산성도를 높인다. 많은 학자들이 인체의 산성화가 장기적으로 건강에 악영향을 미치며, 대표적인 산성화 질환인 암의 발생과도 뗄 수 없는 관계가 있다고 역설하고 있다. 알칼리수를 섭취하면 암 사망률이 10~25% 감소한다는 연구결과도 있다. 저명한 인체 알칼리 밸런스 연구학자인 바루디(Baroody) 박사의 책 제목을 인용하자면, '알칼리화하지 않으면 죽고 마는 것(Alkalize or die)' 이다.

알칼리성 식품인 야채와 과일의 섭취는 줄고, 인체 산성도를 올리는 담배와 커피, 알코올 섭취, 스트레스의 증가로 인체는 점점 산성화되고 있다. 혈액의 pH를 일정하게 유지해야만 생명을 유지할 수 있기에 우리 몸은 이러한 산성 물질을 중화시키기 위해 체내 알칼리성 물질을 뽑아 쓰게 된다. 이런 현상이 장기적으로 지속되면 질병으로 발전할 수 있다. 실제 수많은 건강 문제가 탈수와 산성체질의 결과로 나타난다. 가장 손쉽게 이런 현상을 역전시킬 수 있는 해답이 바로 충분한 물의 섭취, 더 나아가 충분한 알칼리수의 섭취이다.

물론 이미 병으로 발전된 상태에서 치료개념의 알칼리 밸런스 교정은 물의 섭취만 가지고 이룰 수 없다. 반드시 알칼리 형성 음식과 생활양식의 변화로 총체적인 접근이 필요하다. 인체 장기와 혈액의 pH에 영향을 주는 인자는 호흡, 운동, 식품섭취, 물 등 이 네 가지이다. 이 책에서는 수분의 섭취와 더불어 건강한 산/알칼리 밸런스의 유지에 반드시 필요한 인체 알칼리화의 최신정보를 수록했다.

대한민국의 평범한 회사원 산성화 씨가 장수와 안녕을 추구하는 사람이라면 과일주스 대신 진짜 과일을, 커피 잔과 이온음료

캔 대신 물병을 손에 쥐어야 할 것이다. 습관을 바꾸는 것은 어렵지만 그 어떤 회춘시술보다도 싸고 안전하다. 건강 유지는 돈보다 꾸준한 노력이 필요하다. 적절한 생활습관 교정과 물 섭취 습관의 교정만으로도 삶에 큰 변화를 가져올 수 있다.

이 책에 담긴 정보가 독자의 삶에 긍정적인 변화를 가져다 줄 수 있기를 기원한다.

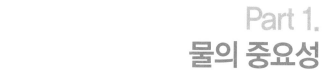

Part 1.
물의 중요성

1. 왜 물을 마셔야 하는가?

물은 인체 내 가장 중요한 단일영양소(nutrient)이다. 인체 모든 기능에 관여하기 때문이다. 인체는 약 70%의 물로 구성되어 있다. 근육(muscle)은 약 75%, 뇌세포(brain cells)는 약 85%, 혈액은 약 82%, 심지어는 뼈(bones)도 약 25%가 물로 구성되어 있다. 이처럼 물은 장기와 세포의 주 구성성분이기 때문에, 평균 성인이 음식 없이 5~7주간 생존할 수는 있어도 물 없이는 5일 이상 생명을 유지할 수 없다.

그러나 많은 사람들이 물을 따로 마시지 않는다. 어떤 사람들은 물의 맛을 좋아하지 않거나, 또는 물 마시는 것의 중요성에 대해 결코 배운 바가 없다. 대부분의 경우 부모가 물이 아닌 주스, 청량음료, 우유 등을 음료수로 마시게끔 하여 어릴 적부터 습관화되었을 것이다. 수많은 사람들이 카페인을 함유하거나 또는 설탕이 들어있는 음료를 하루 종일 마시곤 한다. 그들은 아침에 커피를 마시는 것으로 시작해서 오전 중에는 힘을 내기 위해 설탕이 듬뿍 든 청량음료를 마시고, 점심때에는 설탕과 카페인을 함유한 아이스티를 식사에 곁들인다. 오후 늦게는 졸음을 쫓기 위해 커피를 또 마시거나 주스를 마신다. 사람들은 대체로 카페인과 설탕이 실제 인체로부터 수분을 빼낸다는 사실을 알지 못하며, 그 결과 음료수를 반복적으로 마시는데 이로움보다는 해로움을 더 많이 얻는다.

> **Tip**
> **수분 부족 증상 : 인체의 경고등**
> 두통, 요통, 관절염, 피부문제 소화문제, 우울감 등

대부분 사람들의 몸은 항상 깨끗한 천연의 물에 굶주리고 있다. 건강의 가장 기본적인 영양소를 무시하는 사람들의 육체와 정신은 혹독한 대가를 치르게 된다. 수분이 부족한 사람들은 두통(headache), 요통(backpain), 관절염(arthritis), 피부 문제, 소화 문제 그리고 다른 질병으로 고통을 받는다. 그 결과 종종 병원을 방문하고 약을 처방받아 복용하지만 단순히 증상만 제거될 뿐이다. 이것은 마치 자동차의 계기판(dashboard)에 엔진을 체크하도록 알려주는 적색의 경고등이 깜빡거리는 것과 동일하다. 만

일 자동차를 정비하는 대신 단순히 경고등을 끄기 위해 퓨즈를 제거한다면, 결국 차의 엔진이 망가지게 된다. 이것은 대부분의 사람들의 몸이 탈수되어 깨끗한 물을 적절히 섭취해야 한다는 인체의 경고등(warning light)을 인식하지 않고 약을 복용하는 것과 같은 이치다.

안타깝게도 거의 대부분의 사람들은 자신이 다양한 자극적 증상을 보이는 가벼운 탈수상태라는 사실을 인식하지 못한다. 종종 사람들은 두통이 있으면 진통제를 먹고, 관절에 통증이 있으면 소염진통제를 복용한다. 속이 쓰리면 제산제를 복용하고 우울증에는 항우울제를 먹는다. 그러나 이와 같은 증례의 각각은 인체가 약물이 아닌 물을 갈구하고 있음을 의미하기도 한다.

충분한 양의 물을 마시면 과잉체중이 소실되는 경향이 있으며, 관절염 문제가 사라지고, 고혈압이 정상수준으로 되돌아오기 시작한다. 실제 어떤 의사들은 모든 환자를 제일 먼저 물로 처치를 하며, 환자들은 단순히 몸의 요구량만큼 물을 마셔 건강을 회복한다. 따라서 올바른 물을 충분히 마시면 그 무엇보다도 건강을 개선하는 데 도움을 줄 수 있다는 사실을 인지하고 충분한 수분섭취에 각별한 주의를 기울이는 것이 매우 중요하다.

2. 물을 마시지 않으면 인체에 일어나는 현상

저명한 의사인 뱃맨겔리지(F. Batmanghelidj)는 그의 저서 《건강, 치유, 생명을 위한 물》에서 인체를 적절하게 수화(hydration)시킬 때의 혜택을 다음과 같이 지적하고 있다.

- 물은 관절강의 중요한 윤활제로서 관절염과 요통을 예방하는 데 도움을 준다.
- 물은 면역시스템의 효율을 중대시킨다.
- 물은 심장과 뇌의 동맥이 막히는 것을 예방하기 때문에 심장마비 그리고 뇌졸중의 위험을 감소시키는 데 도움을 준다.
- 물은 뇌기능과 직접적으로 연결되어 있다. 물은 세로토닌(serotonin)과 같은 신경전달물질의 효율적인 생산에 필요하

다. 세로토닌은 뇌에서 멜라토닌(melatonin)과 같은 호르몬을 생산할 때 필요한 물질이다. 이와 같은 멜라토닌은 집중력 결핍질환(ADD)을 예방할 수 있을 뿐만 아니라 집중기간을 개선시킨다.

• 물은 나이가 들어감에 따라 기억력 손실을 예방하는 데 도움을 주고, 알츠하이머, 다발성 경화증, 파킨슨병 그리고 루게릭 질환과 같은 퇴행성 질환의 위험을 감소시킨다.

• 물은 외모에도 영향을 미친다. 물은 피부를 더욱 매끄럽게 해주고, 피부에 활력과 윤기를 제공할 뿐만 아니라 노화의 효과를 감소시킨다.

실제 임상에서도 소염진통제로 효과를 보지 못한 요통환자에게 알칼리수(alkaline water)를 마시도록 처방한 결과 환자는 믿지 않았지만 실제로 요통이 소실되었다.

환자의 몸은 경미한 탈수상태로 산성을 나타내었다. 주요 장기에 물을 우선적으로 제공하기 위하여 등 쪽의 관절, 디스크, 근육 그리고 결합조직으로부터 물을 빼앗아간 결과로 탈수된 것이다.

인체는 물이 부족하게 되면 일종의 배급모드(rationing mode)로 전환된다. 스프링클러 시스템을 생각해보면 쉽게 이해될 것이다. 즉, 스프링클러의 수압이 너무 낮으면 잔디밭의 모든 풀에 물이 도달할 수가 없다. 그 결과 어떤 부분은 녹색을 유지하나 다른 부분은 갈색으로 시들어 죽게 된다. 이와 마찬가지로 갈증상태로 살아가면, 인체는 마시는 물을 현명하게 관리하여 중요한 장기에 영양소와 더불어 물을 우선적으로 공급한다. 이 중요 장기는 농구팀의 선발출전선수 다섯 명과 마찬가지로 '5개의 중요 장기'로 불린다. 뇌(brain), 심장(heart), 폐(lungs), 간(liver) 그리고 신장(kidneys)이 그것이다.

인체는 이들 장기가 중증의 결과로 고통을 받지 않도록 하기 위해 수화를 잘 유지하고 있다. 그러나 중요하지 않은 장기(non-vital organs)는 고통을 받게 된다. 인체의 랭킹 시스템으로 볼 때 피부, 위장관 그리고 관절과 같은 인체부위는 통상적으로 탈수의 증상이 제일 먼저 나타난다.

3. 탈수(dehydration)로 야기되는 건강 문제

　몸이 탈수되더라도 인체가 소유주에게 직접 알릴 방법은 없다. 다만 불쾌한 증상을 통해 인간에게 간접적으로 알려줄 뿐이다. 탈수로 고통을 받는 중요 증후는 다음과 같다.

(1) 관절통 및 관절염(joint pains and arthritis)

　관절의 연골은 움직일 때 관절이 잘 미끄러질 수 있도록 매끄러운 면을 제공한다. 얼음보다 약 5배나 더 미끄러운 연골(cartilage)은 80%가 물로 구성되어 있다. 만일 연골의 액이 부족하면, 관절은 삐걱거리고, 금이 가며 파열되기도 한다. 마찰이 증가하면 연골은 더욱 신속히 퇴행되고, 마침내 관절염으로 발전한다. 사람이 50대에 접어들면 종종 요통이라는 현실적인 문제를 접하게 된다. 그리고 인체 체중의 4분의 3이 디스크 내부의 수분에 의해 지원받고 있다는 것은 놀랄 일이 아니다. 만일 척추의 디스크에 물이 부족하면 퇴행이 더욱 신속하게 진행되며 디스크가 탈출하기 시작한다. 이것은 마치 바람 빠진 타이어를 가진 차를 운전하는 것과 동일하다. 타이어는 더욱 빨리 마모되거나 마침내 터지게 된다.

> **Tip**
> **탈수로 인한 건강 문제**
> − 관절통과 관절염
> − 고혈압
> − 소화 문제
> − 천식
> − 노화의 가속 등

(2) 고혈압(high blood pressure)

인체가 가볍게 탈수되면 중요하지 않은 장기는 혈액의 흐름을 제한받게 되고, 대신 중요한 장기에 혈액이 집중된다. 이것은 혈압의 상승을 직접적으로 야기한다. 정원의 호스를 연상하면 이해가 쉬울 것이다. 엄지로 물의 흐름을 압축하면 내부의 수압이 증가한다. 그러나 충분한 물을 마시면 압축된 혈관은 통상 개방되기 시작하여 혈압이 저하된다. 대부분의 사람들은 틀림없이 고혈압 약물을 복용하게 될 것이다. 그렇지만 보다 안전하고, 값이 싼 물을 충분히 섭취하면 대부분의 환자에서 혈압이 정상으로 저하된다. 물론 체중 손실, 스트레스 감소 그리고 의미 있는 식이요법도 혈압을 저하시키는 데 중요한 역할을 한다.

(3) 소화 문제(digestion problems)

물은 위장관의 영웅이다. 타액, 담즙, 위산, 췌장액과 심지어 위장관을 덮고 있는 점액까지 소화에 필요한 모든 액의 기본은 물이기 때문이다. 만일 적절한 물이 없으면 전체 소화기계는 긴급 모드로 전환되어 속 쓰림, 소화불량, 변비, 치질, 심지어 궤양까지 야기할 수 있다. 위(stomach)의 점액층은 98%가 물이다. 점액층은 위산에 대하여 보호 작용을 하고, 그리고 중조를 함유하고 있어 위산을 중화시킨다. 만일 인체가 적당량의 물을 보유하고 있으면 점액층은 두꺼워져서 산으로부터 위 점막의 열감을 막아준다. 만일 두꺼운 점액층이 없으면 음식을 먹을 때마다 만성적인 열감(burning)을 경험하게 된다. 궤양약물은 이로움보다는 해로움을 줄 수가 있다. 이들은 증상을 치유하기 때문에 기분이 좋아지게 된다. 그러나 시간이 경과함에 따라 궤양 약물은 위산을 감소시키기 때문에 궤양 야기의 주 원인균인 헬리코박터 파일로리(H. Pylori)에 유리한 여건을 마련해 줌으로써 위장 내

헬리코박터 파일로리균이 만연하게 된다. 그러나 물은 소화액을 계속 공급하고 그리고 인체가 필요로 하는 모든 산을 만드는 데 도움을 준다. 따라서 산은 이 경우에 친구로서의 역할을 한다. 왜냐하면 산이 궤양을 야기하는 헬리코박터 파일로리균을 죽일 뿐만 아니라 소화도 개선시키기 때문이다.

(4) 천식(Asthma)

천식환자는 통상 히스타민의 농도가 높게 나타난다. 히스타민은 기관지의 근육을 수축시켜 공기의 흐름을 제한하는 신경전달물질이다. 기관지는 수축을 방지하기 위해 적절한 수화(hydration)를 필요로 한다. 동물실험결과 물 섭취를 증가시키면 히스타민의 생성이 저하된다는 사실이 나타났다. 통상 히스타민의 농도가 상승과 연관된 알레르기도 이와 동일하다. 만일 천식환자이거나 또는 알레르기를 가질 경향이 있으면 물은 제약회사가 만든 흡입제 또는 정제 이상으로 증상을 개선시킬 수가 있다. 또한 물은 약물보다 더욱 저렴하다.

질병의 대부분의 증상은 인체가 적절한 양의 물을 필요로 하는 최초의 증후다. 적정량의 물을 섭취하지 못했을 때 나타나는 몇 가지의 증상은 두통, 요통, 관절통, 건성피부, 알레르기, 속 쓰림, 변비 그리고 기억력 손실 등이다. 이와 같은 증상이 나타나면 매일 마시는 물의 양을 점차적으로 증가시키면 마침내 이들 증상이 진정되기 시작한다.

4. 젊음의 샘(Fountain of Youth)

매년 수많은 사람들이 성지를 방문하여 노화를 역전시키고 영원히 젊어 보이고 싶다는 희망을 품고 성수를 마신다. 이와 같은 행동은 완전히 미신으로 치부하기에 일부 사실일 가능성도 있다. 왜냐하면 물은 피부를 회춘시켜 외모를 수년 더 젊게 만들어 주기 때문이다. 실제 매일 물을 최소 2리터가량 마시면 피부가 더욱 젊게 보일 수 있다. 깨끗한 물을 충분히 마시지 않는다면 피부의 수분 손실로 인해 미모를 유지할 수가 없다. 따라서 물은 이 지구상에서 최고의 단일 미용치료제로 간주된다. 물은 피부를 나긋나긋하게 해주고, 눈을 밝게 해주며 인체를 활발하게 한다. 기억해야 할 것은 자두에서 물을 제거하면 프룬(건조과일)이 된다는 점이다. 피부에서 물이 제거되면 주름이 생긴다. 탈수상태에서 피부는 건조해지고, 얇아지고 그리고 주름이 생긴다. 피부는 탄력을 유지하기 위하여 디자인된 조직이다. 만일 피부에 물이 박탈되면 피부는 처지고 탄력을 잃게 된다. 한 병의 주름예방 크림조차도 그것을 치료할 수가 없다.

적절한 수화(hydration)는 노화를 역전시키는 데 또 다른 혜택을 가지고 있다. 바로 체중관리이다. 탈수상태에 있게 되면 인체는 물의 저류를 야기하는 호르몬인 알도스테론(aldosterone)을 분비한다. 물을 더 많이 마시면 인체는 생존 모드(survival mode)로 저장해두었던 물을 방출한다. 인체가 길들여진 것보다 더 많이 물을 마시면 최초 수일 동안은 화장실에 빈번하게 달려가게 된다. 이것은 대단히 성가신 일일 수가 있고 그리고 정상적인 일상 활동을 방해할 수가 있다. 그러나 이것은 인체가 과잉의 물과 독소를 제거하는 방법임을 알아야 한다. 즉, 인체시스템을 씻어 내리는 것이다. 또한 새로운 연구결과 탈수가 되는 것은 인체의 지방 축적을 증가시킨다는 사실이 밝혀졌다. 탈수는 체온에 영향을 미쳐서 비효율적인 대사에 기여할 수 있다. 탈수가 되면 체온이 약간 떨어지고, 체온을 증가시키거나 또는 유지하기 위한 방안으로서 지방을 축적하게 된다. 또한 어떤 경험이 있는 식이요법자가 아는 바와 같이, 물을 마시면 포만감을 줌으로써 식욕을 감소시킨다.

체중관리뿐만 아니라 기억력 개선도 수화(hydration)의 수많은 혜택 중 하나이다. 기억을 개선하는 하나의 방법은 많은 물을 마시는 데 있다. 뇌는 물을 좋아한다. 인간의 뇌는 대개 인간의 총 체중의 50분의 1에 해당하

Tip
적절한 수분공급의 노화예방 혜택

– 체중관리
• 호르몬으로 인한 수분저류를 조절
• 체온 유지로 건강한 지방대사 기여
• 포만감으로 식욕 감소

– 기억력 개선
• 뇌세포의 체액 균형 유지

고, 뇌세포는 약 85%의 물로 구성되어 있다. 뇌는 끊임없이 활동하는 인체의 유일한 부위다. 따라서 활동적이 되기 위해서는 물을 보유하지 않으면 안 된다. 만일 적절한 수화가 없으면, 이와 같은 과정이 지연될 수가 있다. 특히 장기간 탈수상태가 되면 심지어 알츠하이머의 발병에도 여파를 미칠 수 있다.

나이가 들어감에 따라 갈증에 대한 인체의 시그널은 감소되는 경향이 있기 때문에 노인들은 당연히 마셔야 할 만큼 많은 물을 마시지 않는 경우가 많다. 그들의 물 예비량은 전형적으로 더 낮고, 더욱 탈수가 될 가능성이 증가하는 경향이 있다. 세포의 탈수는 세포의 기능에 영향을 미친다. 건강이 저하되는 최초의 증후는 세포 내에서부터 세포 바깥으로 체액의 변화가 생기는 것

이다. 체액의 약 3분의 2는 세포의 내부에 있고, 나머지는 세포의 외부에 있다. 그러나 세포 내외의 물의 균형을 유지해주는 막의 펌프가 충분한 에너지를 갖지 않으면 사망하게 된다. 만일 정상보다 세포 외에 물이 더 많으면 혈관을 압박하고 그리고 세포에 운반되는 산소와 영양소의 양이 감소된다. 그 결과 세포는 고통을 받게 된다. 단순한 물이 인체의 수분 밸런스를 유지함으로써 인체의 세포가 건강을 되찾게 할 수 있다. 이 사실은 나이가 증가함에 따라 세포가 물을 상실하기 때문에 노인에서 그 중요성이 증가되고 있다.

실제 새로 태어난 유아는 약 80%가 물이고, 반면 노인들은 통상 50% 이하의 물을 함유하고 있다. 최신의 값비싼 피부크림을 구입하고 싶은 유혹을 느낀다면 먼저 충분한 물을 마시도록 하자. 그러면 피부는 수화가 되어 탄력적이고, 매력적이며, 건강함을 유지할 수 있을 것이다. 또한 물은 식욕을 관리하는 데 도움을 주고 기억력을 개선시킨다. 인체는 필요한 물을 제공함으로써 젊음과 영리함을 더 오래 유지할 수가 있다. 따라서 물은 노화과정을 지연시킬 수 있는 강력한 영양소다.

5. 만성적인 탈수는 질병을 야기

　인체는 물이 부족할 때 탈수(dehydration)와 목마름 등의 지표를 나타낸다. 현재까지 구갈(dry mouth)은 유일하게 인정받은 인체 탈수의 증후이다. 이와 같은 신호는 극단적인 탈수가 최종적으로 나타나는 외적인 증후로 볼 수 있다. 따라서 구갈(口渴)의 신호를 반드시 나타내지 않는 지속적인 탈수의 수준에서도 인체는 손상을 입는다. 특히 침(saliva)은 인체의 타 부위가 비교적 탈수되더라도 음식을 씹거나 넘겨 삼키는 작용을 촉진하기 위해 계속 생성된다는 사실을 이해하여야 한다.

> **Tip**
> • 구갈은 탈수의 마지막 징후
> • 탈수는 많은 퇴행성 질환 야기
> • **노화 진행** : 탈수 확률이 커짐

구갈은 탈수의 가장 마지막 징후이다. 인체는 입 안이 상당히 촉촉한데도 불구하고 탈수로 인해 손상이 진행될 수 있다. 설상가상으로 노인의 경우, 입 안이 마르더라도 목마름을 인식하지 못할 수 있다. 따라서 나이가 증가함에 따라 목마른 느낌과 물이 필요하다는 위급한 인식이 상실되기 때문에 점차적으로 그리고 만성적으로 탈수가 증가한다. 만성적인 탈수의 결과는 질병과 동일한 증상을 나타낸다. 이와 같은 물에 대한 인체의 긴급한 갈망을 대개 질병으로 오인하여 약물로 치료하고자 하는 경우가 많다.

탈수는 인체의 수많은 퇴행성 질환의 원인으로 간주되고 있다. 탈수로 야기된 질환의 예방과 치료에 대한 해결책은 규칙적으로 물을 섭취하는 것이다. 그러나 오늘날 현대인의 생활양태는 사람들이 상업용으로 생산된 모든 종류의 음료에 의존하는 형태로, 차와 커피, 술 그리고 청량음료와 같은 탈수제(dehydrating agents) – 물을 함유하고 있으나 사실상 탈수를 일으키는 – 음료가 주로 소비되고 있다. 특히 어린이들은 물을 마시는 것에 대해 교육을 받지 않았기 때문에 소다와 주스의 의존도가 높다. 청량음료와 주스는 인체의 물 요구도를 충족시키지 못한다. 일반적으로 상업용의 청량음료는 인체의 물 요구도를 완전히 대체할 수는 없다. 청량음료를 지속적으로 섭취하면 그 맛에 길들여

져 마실 음료수가 없더라도 물을 마시고 싶은 충동이 자동적으로 감소한다.

정리하자면, 인체는 노화가 진행함에 따라 탈수의 확률이 커지며 구갈이 인체 목마름의 유일한 지표가 아니라는 것이다. 또한 비감염성, 재발성의 만성 통증도 인체 갈증의 지표로 고려되어야 할 것이다. 이와 같은 만성통증은 소화불량성 통증, 류마티스 관절염의 통증, 협심증 통증, 요통, 편두통 및 숙취성 두통 등이 포함된다. 따라서 물은 다양한 건강상태에 대하여 천연 의약품(natural medicine)으로 작용한다.

대부분의 주요 질환의 근본 원인은 만성적인 탈수(chronic dehydration)에 기인하기 때문에 '당신은 병든 것이 아니고, 갈증상태에 있다(You are not sick, you are thirsty)' 라는 새로운 개념이 탄생하게 되었다. 목마름을 약물로 처치할 수 없듯, 목마름의 신호를 약물로 치료해서는 안 된다.

6. 인체에서 물의
중요한 작용

    인체는 25%의 고형물질(용질 ; solute)과 75%의 물(용매 ; solvent)로 구성되어 있다. 뇌 조직은 85%가 물로 되어 있다. 물의 중요한 화학적 특성은 이온화 또는 전리(ionization)이다. 이온화 원소는 반응을 활성화시키기 때문에, 화학반응을 야기하는 원소는 일반적으로 이온화가 되어야 한다. 물은 이온화를 야기하기 때문에 물이 없으면 인체는 화학반응을 중단하게 된다. 이것은 죽음을 의미한다. 따라서 용매인 물은 물에 녹아있는 모든 용질(고형물질)의 작용을 포함하여 인체의 모든 기능을 조절한다. 과학적인 연구결과 물은 용매로서의 작용과 운반수단으로서 이외에 많은 다른 작용을 가지고 있다는 사실이 밝혀졌다.

물은 물 의존성 화학반응(가수분해)인 인체 대사의 모든 측면에서 필수적인 가수분해의 역할을 담당하고 있다. 이것은 마치 씨앗을 틔워 나무를 만들어내는 물의 화학적인 힘과 동일하다. 즉, 물의 힘이 생명의 화학에 사용되고 있는 것이다. 세포막에서 막을 통한 물의 삼투압의 흐름이 '수력전기(hydroelectric)' 에너지 전위를 생성시켜 ATP(중요한 세포 에너지저장 시스템)의 형태로 에너지 풀에 전환시켜 저장한다. ATP는 인체에서 화학적인 공급원의 에너지다. 물에 의해 생성된 에너지는 ATP 생산에 사용되고 있다. 뇌세포에서 생산될 물질은 '수로(waterways)'를 통하여 메시지 전달에 사용되기 위해 신경 말단부로 운반된다.

> **Tip**
> • 인체는 75%의 물로 구성
> • 물은 인체의 모든 기능 조절
> • 탈수상태에서는 단백질과 효소의 효율 저하

점도가 낮은 용액에서 인체의 단백질과 효소가 보다 효율적으로 기능을 발휘한다. 반면에 점도가 높은 용액(탈수상태)에서는 단백질과 효소의 효율이 저하된다. 따라서 인체의 용매인 물 자체는 물이 운반하는 모든 용질의 작용을 포함하여 인체의 모든 기능을 조절한다.

7. 수돗물(tap water)

인간이 건강 유지에 필요한 양의 물을 마셔야 하는 것은 누구나 알고 있으나 올바른 종류의 물을 마셔야 하는 것의 중요성은 간과되기 쉽다. 결론부터 미리 말하자면 수돗물은 우리 몸이 요구하는 올바른 종류의 물로 보기 힘들다. 모든 물은 출처가 어디든 간에 동일하고 인체는 당연히 모든 '나쁜 물질'을 여과시킨다고 말하고 싶지만 실상은 그렇지가 않다. 식수에 유해물질이 있으면 이들 물질은 인체에 유입되어 해를 끼칠 수 있다. 수돗물은 더 이상 건강한 물이라고 볼 수 없다. 몇 년 전까지만 해도 인체에 독성을 야기하는 오염물질, 화학물질 그리고 기타 물질을 함유하지 않은 물인 순수한 물(또는 정수)을 15m 깊이의 우물에서도 충분히 얻을 수가 있었다. 그러나 오늘날은 60m가 넘는 깊이의 우물에서까지도 깨끗한 정수(pure water)를 구할 수가 없다. 산업과 농업 그리고 소비자의 제품에 사용된 인공 화합물(man-made chemicals)의 놀라운 증가로 오염되었기 때문이다.

산업화 및 기술의 발전은 국가의 물 처리 시스템에 종종 치명적인 오염물질을 유입시켰다. 1965년 이래로 50만 종 이상의 화학물질이 개발되었으며, 이들 대부분은 수용성인 동시에 독성을 가지고 있다. 그리고 이 숫자는 매일 갱신되고 있다. 실제 수돗물에는 2,000종 이상의 화학물질이 발견되는 실정이다. 그러나 대부분의 수질검사 시설은 약 30~40종의 화합물에 대해서만 검사할 뿐이다.

농업은 또 하나의 수질오염원이다. 대량으로 사용되는 살충제, 제초제 그리고 비료가 공장에서 벗어나 물의 공급원인 지하 대수층(지하수를 품은 다공질의 침투성 지층)에 머물게 된다. 비가 오면 이 화합물은 식수원으로 씻겨 내려간다. 이와 같은 화합물은 종래의 식수처리기술에 의해서는 제거되지 않는다. 또한 가축에게 사용한 항생제, 호르몬,

> **Tip**
> - 수돗물은 2,000종 이상의 화학물질 함유
> - 수질검사에서는 단지 30~40여 종에 대해 검사
> - 각종 살충제, 제초제, 비료, 염소, 항생제, 오물이 식수원으로 스며든다.

진통제 등이 폐수로 방출되어 수돗물에서 발견되고 있다. 사람이 사용한 약물 또한 오물과 함께 방출되며 화장용품, 화장실 용품, 향수와 같은 개인 위생보호제품도 물 공급원에 스며들고 있다.

시 당국은 공공의 식수에 공중보건 조치의 일환으로 세균을 죽이기 위한 염소(chlorine)를 첨가하고 있다. 염소는 전적으로 안전한 물질은 아니다. 염소는 유기물질과 결합하여 암 촉진 물질인 트리할로메탄(trihalomethanes)을 생성한다. 믿을만한 연구에 의하면 방광암은 11명 중 10명이 염소로 처리한 식수 섭취와 연관성이 있다고 한다. 또한 임부와 식수에 관한 한 연구에서 식수에 트리할로메탄에 노출된 여성에서는 유산의 가능성이 2.8배나 증가되었음이 보고된 바 있다. 또한 염소처리한 물은 기형과 2분 척추(spina bifida)와 연관성을 가지고 있다.

염소처리 수돗물은 마시지 않더라도 인체에 영향을 미칠 수가 있다. 왜냐하면 동일한 트리할로메탄이 샤워할 때에도 인체로 유입될 수 있기 때문이다. 이 물질은 물에서 증발되어 흡입되기도 한다. 10분간의 더운 물 샤워는 염소처리 수돗물을 2리터가량을 마시는 것 이상으로 우리 인체에 오염물질 흡수를 증가시킨다. 또한 염소처리 물로 샤워를 하면 머리카락이 잘 부스러지며 피부가 건조해지기 쉽다. 이것을 방지하기 위해서는 염소를 물에서 95% 제거할 수 있는 샤워필터를 사용해야 한다.

대부분의 경우 수돗물에는 불소(fluoride)가 첨가되고 있다. 불소는 인체에서 100종의 상이한 효소를 일부 억제하며 독성을 가진 것이 입증되었지만 어린이의 충치를 예방하는 데 도움을 주는 등 구강건강을 위해 수돗물에 첨가되는 것이다. 그러나 새로운 정보에 의하면 불소 처리수는 건강에 이득보다는 해로움을 줄 가능성이 높다. 드물지만 불소는 치명적인 골암(bone cancer)의 형태인 골육종(osteosarcoma)과 연관을 가지고 있다. 불소는 5~7배나 더 높은 골육종의 위험을 가지고 있으며, 비타민과 미네랄이 체내에서 기능하는 것을 억제한다. 특히 심혈관 및 신장 문제를 가진 사람, 노인 그리고 칼슘과 마그네슘, 비타민C가 부족한 사람들은 불소의 독성효과에 민감한 반응을 나타낸다. 결론적으로 수돗물은 잔디에 물을 주거나, 옷을 세탁하거나, 화장실 등에는 유용하지만 식수로는 적합하지 않다.

8. 병에 담긴 생수(bottled water)가 더 좋은 물인가?

  대부분의 사람들은 수돗물 대신에 병에 담긴 생수를 마시고 있다. 그 결과 병에 담긴 생수는 청량음료 다음으로 사람들이 가장 선호하는 음료이다. 사실 병에 담긴 생수는 수돗물보다 수질 검사 규정(regulation)이 덜 까다롭다. 대부분의 병에 담긴 생수의 주요 문제점은 플라스틱 병으로 되어 있다는 점이다. 물병의 대부분은 PET(polyethylene terephthalate)라는 플라스틱 물질로 만들어진다. 이와 같은 류의 플라스틱은 PVC(polyvinyl chloride)보다 더욱 안전하다는 이점을 가지고 있다. 그러나 되풀이해서 사용하거나 물이 너무 오랫동안 담겨져 있으면 프탈레이트(phthalates)라고 하는 가소제 화합물이 물에 침출된다. 프탈레이

트는 지방산의 생산을 붕괴시키고 성호르몬의 생성을 억제한다. 그러나 이와 같은 페트병은 만일 물이 제조된 날짜로부터 수개월 내에 마신다면 안전한 것으로 보

인다. 또한 세균번식의 위험을 피해 1회용으로 한번만 사용하고 물을 담아 재사용하지 않으면 안전하다.

지금까지 사용할 만한 가장 안전한 플라스틱은 PET 및 바이오 플라스틱(전분, 셀룰로오스, 생고무와 같은 천연제품으로 제조)이다. 가능하다면 세균의 성장을 지연시키기 위해서는 냉장고 또는 집안의 냉암소에 보관하는 것이 좋다. 또한 병에 담긴 물의 미네랄 함량을 체크해보는 것이 좋다. 샘물(spring water)인지, 아니면 미네랄워터(mineral water)인지의 여부를 확인하는 것도 중요하다. 이상적인 물은 마그네슘의 함량은 1리터당 최소 90mg으로 높고, 나트륨의 함량은 1리터당 10mg 정도로 낮은 물이다. 병에 담긴 물은 전세계적으로 약 3,000종이 시판되고 있다. 물을 선택할 때에는 플라스틱보다는 유리병이 그리고 중성이나 산성보다도 알칼리수를 구입하는 것이 좋다. 그러나 중요한 점은 어떠한 용기에 담겨 있더라도 깨끗하고 순수한 물(pure water)을 골라야 한다는 것이다.

9. 필터로 여과시킨
정수(filtered water)

최상의 식수 중 하나는 필터로 여과시킨 물이다. 그러나 모든 여과시스템은 가격과 품질이 달라 꼼꼼히 살펴볼 필요가 있다.

(1) 카본 여과(carbon filter)

카본 여과는 값이 싸고 신뢰할 만한, 그리고 보통의 입문 수준 정수기에 이용된다. 카본 여과는 과립상의 카본(granulated carbon)과 고형 카본형(solid carbon blocks)의 두 가지 형태가 있다. 고형 카본형 여과는 가격이 더 비싼 대신 더 오래 지속되고 세균 여과에 더욱 좋은 효과를 나타낸다. 과립상의 차콜(charcoal)을 사용하는 피처형 필터(pitcher filter)는 대부분의 염소 및 납 성분의 90%를 제거한다. 그러나 독소의 대부분은 여과가 되지 않는다. 편리하고 값이 싸기 때문에 대체할 필터가 없는 경우에 사용할 수 있는 최고의 여과기라고 할 수 있다. 그러나 카본 여과에도 단점이 있다. 카본 여과는 중금속에 대해서는 전적으로 효과를 나타내지 못하고, 불소와 바이러스, 약물이나 화장품 성분 등은 제거할 수가 없다. 또한 주기적으로 필터를 교체하지 않으면 득보다 실이 더 많을 수 있다. 오랫동안 사용한 필터는 물에 쓰레기 물질을 모이게 하고, 세균의 온상이 된다. 만일 카본 여과를 선택한다면 수돗물의 불순물의 얼마는 제거할 수 있으나, 모두를 제거할 수는 없다.

(2) 물 증류기(water distiller)

물 증류기는 모든 것을 제거하는 데 극히 유효하나 불행히도 물에 필요한 미네랄까지도 제거한다. 증류기는 전기를 사용하여 수돗물을 끓는점까지 가열해 불순물과 스팀(steam)을 분리함으로써 깨끗한 식수를 만드는 방법이다. 증류수(distilled water)의 결점은 물에 유익한 미네랄이 남지 않는다는 사실이다. 증류수에는 미네랄이 함유되어 있지 않아 인체에 해롭다는 근거가 있다. 증류수는 흡수성의 물(absorbent water)이기 때문에 탄산가스를 흡수하여 인체를 산성화(acidify)시킨다. 따라서 증류기는 목표의 50%를 달성할 뿐이다. 즉, 물은 나쁜 물질을 함유하지 않으나 다른 방법으로 건강에 악영향을 미치는 것이다. 양호한 증류기는 중금속, 살충제, 제초제, 유기화합물, 세균 그리고 특정 바이러스를 제거시킨다.

(3) 역삼투압(reverse osmosis)

역삼투압 시스템은 극히 미세한 막을 통하여 물을 여과하기 때문에 그 과정이 느리다. 이 시스템은 사실상 물에서 염소, 불소, 세균, 기생충, 화학물질, 납, 수은과 같은 중금속 등을 모두 제거한다. 역삼투압 시스템은 물을 생산하는 업자들에게 통상적으로 사용되고 있으며, 제조과정 끝에 미네랄을 첨가하게 된다. 증류수와 마찬가지로 대부분의 역삼투압은 산성의 물(acidic water)이 생성된

> **Tip**
> **물 여과기의 종류**
> - **카본 여과** : 값이 싸고 효율적이나 모든 이물질 여과 불가
> - **물 증류기** : 모든 이물질을 여과하나 미네랄까지도 제거
> - **역삼투압** : 거의 모든 이물질을 제거하나 미네랄도 제거, 작동이 느림
> - **알칼리수 필터** : 반드시 미네랄이 풍부한 물을 사용해야 유효

다. 즉, 역삼투압으로 만들어진 물은 증류수와 동일하다. 이것은 95%의 미네랄이 없는 산성의 물이기 때문에 공격적인 속성을 가지고 있으며, 이것은 이 물과 접촉하는 모든 것으로부터 미네랄을 끌어당긴다는 것을 의미한다.

이 물은 산성이기 때문에 체조직을 산성화시킨다. 그럼에도 불구하고 증류수와 역삼투압의 물은 공히 가장 순수한 물이다. 만일 이와 같은 필터를 사용하려면 반드시 적절한 미네랄을 섭취해야 한다. 또한 이런 물에 알칼리 증강제(alkaline booster)를 첨가하는 것도 좋다.

(4) 알칼리수 필터(alkaline water filters)

인체는 알칼리성 환경에서 번창한다. 왜냐하면 인체는 산성 환경에서보다 알칼리성 환경에서 더욱 효율적으로 해독을 할 수 있기 때문이다. 즉, 알칼리성 환경에서 인체의 조직은 보다 효율적으로 불순물을 제거할 수 있다. 암환자의 육체는 거의 항상 극히 산성이며, 독성을 나타낸다. 이때 우선적으로 해야 할 일은 알칼리성 물(alkaline water)과 알칼리성 식품(alkaline foods)으로 체조직을 알칼리화시키는 데 있다. 알칼리도(alkalinity)와 산성도(acidity)는 pH로 측정할 수 있다. pH의 범위는 1에서 14로 되어 있으며 중성은 pH 7이다. pH 7.0 이하의 모든 것은 산성 (acidic)이고, pH 7.0 이상의 모든 것은 알칼리성(alkaline)이다. 혈액은 알칼리성으로서 pH 7.4를 항상 유지하고 있다. 그러나 대부분의 현대인들의 조직은 대단히 산성을 나타낸다. 이것은 대부분 사람들의 소변의 낮은 pH를 통해 나타난다. 체조직이 산성이라는 것은 독소 제거과정이 비효율적이라는 의미이기도 하다. 인체 조직이 너무 산성화되는 것과 연관된 건강상의 문제점으로는 만성피로, 섬유근육통(fibromyalgia), 관절염, 동맥경화증, 대부분의 암, 당뇨병, 자가면역질환, 골다공증 그리고 실질적으로 모든 퇴행성 질환이 포함된다. 골관절염 환자는 많은 종류의 약물을 복용한다. 이와 같은 증례에 적절한 양의 알칼리수와 알칼리 식품을 소모함으로써 소변의 pH를 7.0~7.5로 단순히 조정한 후 2개월 이내에 대부분의 경우 통증이 소실되었다. 그 결과로 대부분의 사람들은 복용중인 항염증성 약물을 중단할 수 있었다. 특히 알칼리수를 마심으로 해서 조직은 다시 알칼리상태를 유지하기 시작한다. 어떤 샘물은 본래 알칼리성을 띠기도 하나, 알칼리성 필터를 사용하여 수돗물이나 중성의 샘물을 알칼리수로 만들 수가 있다. 또한 커피를 마실 때에도 커피가 산성을 나타내기 때문에 알칼리 필터를 사용하면 좋다. 물의 알칼리화제(water alkalizer)는 산성 물과 알칼리 물을 분리하기 위하여 전자석 과정(electromagnetic process)을 사용하기 때문에, 여기에 사용되는 물은 반드시 미네랄이 풍부하게 함유하여야 하고 그리고 증류수나 역삼투압 물은 사용해서는 안 된다.

어떤 알칼리 필터는 물의 클러스트(물분자의 집단) 또는 육각수(hexagonal)를 형성하는데 이것은 분자 레벨에서 더욱 조밀하고 풍부하며, 더욱 활력을 줄 수 있다는 가능성이 제기되었다. 이러한 이론의 연구자들은 클러스트 물(clustered water)이 인체 내에서 더욱 용이하게 이동이 가능하고 영양의 흡수와 노폐물의 제거를 도와 세포에 보다 용이하게 섭취되기 때문에 수화와 해독에 도움을 준다고 주장한다. 특히 H기업에서 장기간의 연구와 소비자들의 반응을 종합하여 천연적으로 생산하고 있는 A제품은 $Ca(OH)_2$, $Mg(OH)_2$, KOH의 광물성분을 주성분으로 한 광석을 개발, 사용하여 만든 미네랄 알칼리수로서 아래와 같은 물의 혜택을 으뜸으로 꼽을 수 있다.

육각수(hexagonal water)는 연구결과 많은 혜택의 가능성이 시사된 바 있다. 인체의 세포기질(cellular matrix) 내를 용이하게 이동할 수 있다면 영양소의 흡수와 노폐물 제거를 더욱 효율적으로 도울 수 있을 것이다.

세포 기질 내를 용이하게 이동하는 물의 주요 혜택으로는,

- 더 큰 에너지 제공

- 신속한 수화(hydration)
- 면역기능 증대
- 양호한 영양소 흡수
- 장수
- 체중손실
- 대사성 효율 증가

등이 있다.

실제 임상에서 불구의 유년형 류마티스 관절염을 앓는 10세의 소녀에게 알칼리성의 육각수를 추천한 기록을 찾아볼 수 있다. 손과 무릎은 크게 부은 소녀에게 1일 1~2리터의 알칼리성 육각수를 마시도록 처방한 결과 1주 반 후에 통증이 소실되고 종창(swelling)이 현저히 감소했으며, 한 달 후에는 소녀의 손은 거의 정상 크기로 돌아왔다. 이러한 임상사례를 통해 알칼리성 육각수의 만성질환(chronic disease) 치료 혜택의 가능성을 엿볼 수 있다. 그러나 아직 육각수 이론은 충분한 검증 여부로 학자들 사이에서 논란이 되고 있으며, 과학적으로 널리 인정받기까지 시간이 필요할 것으로 보인다.

10. 산도시험(acid tests)

만일 인체의 산성도가 어느 정도 되는지를 알고 싶으면 pH 시험지를 구입하여 아침에 처음 보는 소변을 받아서 pH 시험지를 담가보면 된다. 그러면 소변의 pH농도가 색의 변화로 나타난다. 색의 변화는 숫자표시와 일치한다. 이 방법은 수영장의 pH를 체크하는 것과 동일하다. 대부분의 사람들은 약 5.0의 pH를 나타내는데, 이것은 인체가 대단히 산성임을 의미한다.

소변의 pH 수치는 이상적으로 7.0~7.5 사이에 있어야 한다. pH 5.0은 7.0보다 단지 2점이 적으나 실제로는 100배나 더 산성을 나타내고 있다. 잠깐 동안은 pH 7.0을 도달할 수 있으나 계속 유지하는 것이 중요하다. 그렇게 하기 위해서는 알칼리수

(alkaline water)를 계속 마시고 과일과 야채와 같은 알칼리 식품 (alkaline foods)을 지속적으로 먹도록 한다. 인내심이 필요한 과정이다.

11. 물은 언제 그리고
   얼마만큼 마셔야 하는가?

인체는 순수하고 깨끗한 물을 갈망하고 있다. 그러나 아쉽게도 많은 청중들은 아직도 얼마나 많은 물을 마셔야 하는가를 묻는다. 인체가 필요로 하는 물이 얼마나 되는지에 대해 저마다 의견이 분분하다. 인체의 물 요구도를 결정하기 위해서는 체중을 파운드(pounds) 단위로 환산해 2로 나누면 매일 마셔야 하는 물의 온스(ounces)가 나온다. 이것을 공식화시켜보면,

> **Tip**
> **물의 요구도**
> {(체중(kg) / 0.45) / 2} / 8 = 컵 분량
> 예) 체중 50kg = 약 7컵의 물 필요

| 체중(lbs) / 2 = 1일 물 요구도(oz) |

인 것이다

통상 이 양은 1일 2~3리터 사이이다. 길쭉한 우유갑 3개 정도에 가득한 양이라고 생각하면 쉽다.

만일 평균 크기의 사람이라면 매일 인체가 필요로 하는 물의 양을 알 수 있다. 체중이 54kg 정도라면, 120파운드로 환산하여 인체는 60온스의 물을 필요로 한다고 계산할 수 있다. 이것은 계량컵(8oz, 250ml) 7~8컵 정도의 분량이다. 100kg의 거구라면 220파운드로 환산해 110온스, 즉 13~14컵 정도의 물이 필요하다.

대부분의 사람들은 그렇게 많은 물이 필요하다는 사실을 모르고 있다. 그러나 모든 물 요구량을 액상(liquid form)으로 소모할 필요는 없다. 많은 과일과 야채를 먹으면 1일 1리터 가량의 물을 먹는 셈이기 때문이다. 바나나와 같은 식품은 70%가 물이고, 사과는 80%, 토마토나 수박은 90%가 물이며, 상추는 95%가 물로 구성되어 있다. 만일 과도한 양의 빵이나 케이크 같은 전분을 먹으면 인체는 더 많은 물을 필요로 한다. 이와 같은 식품은 소화과정에서 약간의 물이 생성되기는 하나, 과일과 야채에 비해 인체에 물을 추가하는 양이 현저히 적기 때문이다.

(1) 카페인은 나쁜 것인가?

너무 많은 커피, 콜라 그리고 차는 물의 대용제가 될 수 없다. 최근 연구에 의하면 카페인은 나쁘지만은 않다는 사실이 밝혀졌다. 카페인은 파킨슨병과 간경화증을 예방하는 데 도움을 주고, 남성의 생식력에 도움을 준다. 또한 카페인은 알츠하이머병과 같은 질환으로부터 뇌를 보호해 준다. 하버드대학의 연구결과, 레귤러커피를 마시는 사람 가운데 2형 당뇨병으로 진전될 위험이 저하된다는 사실이 나타났다. 또한 커피는 자살률, 대장암, 여성의 고혈압과 심장질환을 저하시키는 것과 연관성을 가지고 있다. 커피는 녹차보다 더 많은 1,000종 이상의 항산화제를 함유하고 있다.

> **Tip**
> **커피의 혜택**
> • 도파민 분비 촉진으로 파킨슨병, 알츠하이머로부터 뇌 보호, 항산화제 다량 함유
> • 당뇨병의 위험 감소
> • 그러나 카페인을 함유하고 있으므로 이뇨작용에 따른 적절한 수분섭취가 더해져야 한다.

커피는 아주 좋은 항산화제 공급원이다. 카페인을 제거한 커피를 마시는 사람도 당뇨병의 위험을 감소시키지만, 그 효과는 카페인 함유 커피를 마시는 사람의 절반밖에 되지 않는다. 모든 것과 마찬가지로 중요한 것은 절제이다. 연구 결과 하루에 한두

잔은 해가 없이 아마도 도움을 줄 수 있다는 것이 사실로 나타났으나, 3~4잔은 너무 많은 양에 해당된다. 하루 종일 무언가를 마시더라도, 아이스티처럼 음료에 카페인이 함유되어 있다면 경미한 탈수를 나타낸다. 왜냐하면 카페인은 인체에서 물을 제거하는 이뇨제(diuretic)이기 때문이다. 만일 커피를 싫어할 경우에는 유기농 녹차를 마시는 것이 좋다. 왜냐하면 녹차의 항산화 작용은 비타민E보다 200배 이상 강력하고, 비타민C보다 500배 이상 강력하기 때문이다. 또한 암의 위험도 감소시킨다. 따라서 유기농 녹차를 하루에 2~3컵씩 마시는 것이 좋다. 또한 카페인의 이뇨작용을 잊지 말고 녹차와 커피를 마신 후에는 깨끗한 물을 마시도록 한다.

(2) 물은 언제 마셔야 하는가?

대부분의 사람들은 목이 마르거나 또는 구갈을 느낄 때까지 물을 마시지 않는다. 목이 마를 때까지 기다리면 인체는 경미한 탈수상태에 빠지게 된다. 구갈은 탈수의 최종 증후의 하나이다. 어떤 사람들은 식사를 할 때에만 물을 마시기도 한다. 이것 또한 잘못된 습관이다. 만일 식사 시에 물을 너무 많이 마시면 물이 위산, 소화액 그리고 위와 장의 효소를 씻어내어 소화를 지연시킨다. 물, 특히 찬물을 마시면 마치 불에 물을 붓는 것과 동일하게 소화과정을 억제시킨다. 식사 시 약간의 물은 마실 수가 있다. 통상 실온의 물에 한 조각의 레몬 또는 라임을 짜 넣은, 달지 않은 물을 마시면 좋다. 그러나 극단으로 흘러서는 안 된다. 식사는 물을 확보하는 시간이 아니기 때문에 식사 시의 물의 섭취는 반 컵에서 한 컵 이내를 고수하는 것이 좋다.

건강한 물 소비에 대한 시간표는 다음과 같다. 아침 먹기 30분 전에 한두 잔의 물로 시작한다. 통상 주스, 커피 또는 차를 아침식사와 더불어 마신다면 그것을 중단할 필요는 없다. 물의 노

> **Tip**
> **건강한 물 소비**
> - 커피는 하루 1~2잔으로 제한
> - 아침식사 30분 전 1~2잔의 물 섭취
> - 아침식사 두 시간 후 1~2잔 섭취
> - 점심식사 30분 전 1~2잔 섭취
> - 점심식사 두 시간 후 1~3잔 섭취
> - 저녁식사 30분 전 1~3잔 섭취
> - 저녁식사 두 시간 후 1잔 섭취

예가 될 필요는 없다. 그러나 가능하다면 1일 커피는 1~2잔으로 제한하는 것이 좋다. 유기농 녹차 및 유기농 홍차는 한 잔당 각각 30mg, 50mg의 소량의 카페인을 함유하고 있다. 따라서 저녁 늦게까지가 아니라면 수면을 방해할 위험이 없어 하루 몇 잔의 차를 마시는 것은 무방하다. 아침식사 후 2시간쯤 되었을 때 한두 잔의 물을 더 마신다. 점심시간이 가까이 다가오면 아침식사 전후의 수분섭취 패턴을 되풀이한다.

만일 체중감소가 목표라면, 식사 전에 물을 더 많이 마신다. 그렇게 하면 포만감으로 인해 식욕이 감소하는 효과를 볼 수 있다. 점심식사 두 시간 후 한두 잔의 물을 마시고 저녁식사 30분 전에 또 한 잔의 물을 마신다. 만일 저녁이 하루 중 가장 큰 식사라면 두 잔에서 세 잔의 물을 마신다. 마지막으로 저녁식사 후 두 시간이 지났을 때 또 한 잔의 물을 마신다. 만일 탈출헤르니아 (hiatalhernia), 역류성 질환(reflux disease) 또는 전립선 비대증이 없다면 취침 전에 한 잔의 물을 더 마신다. 이와 같은 증례가 있다면 저녁 이후에는 더 이상 물을 마시지 않는 것이 좋다.

물을 언제 마시면 좋은가에 대한 경험법칙에 의하면 식사 전 15~30분 또는 식사 후 두 시간이 지났을 때가 이상적이다. 식사 중에는 반 컵에서 한 컵 정도의 물을 마시고, 저녁 7시 이후에는 물을 많이 마시지 않는 것이 좋다. 늦은 밤의 수분 섭취는 수면을 방해할 수 있기 때문이다.

결론적으로 목이 마를 때까지 물을 마시지 않고 기다리는 것은 삼가야 한다. 목이 마른 현상이 나타날 때에는 이미 인체는 탈수가 진행되고 있는 것이다. 최소 1일 2리터의 깨끗한 물을 마시는 습관을 들이는 것이 좋다.

12. 생명의 근원, 물

살아있는 물체는 물속에서 살아가든, 땅 위에 살든 물 없이는 생명을 유지할 수 없다. 단 하나의 인체세포도 물 없이는 생명을 지탱할 수가 없다. 가장 인정받고 있는 창조물에 관한 생물학적 이론은, 생명은 바다에서 시작했다는 것이다. 흥미로운 사실은 바다에 대한 중국의 표의문자 해(海)는 이러한 이론에서 말하는 세 가지 부분을 모두 함유하고 있다는 점이다. 즉, 물(水), 인간(人) 그리고 어머니(母)를 합친 글자가 바다 海인 것이다. 이 표의문자가 의미하는 것은 바다는 인간의 어머니라는 사실이다.

태초에, 아마 30억 년쯤 전 단세포 구조의 생물이 바다에서 탄생될 무렵부터 바다는 원시적인 단세포성 유기체의 완벽한 환경이었다. 물은 강력한 용매이기 때문에 살아있는 생명체가 필요로 하는 거의 모든 영양소를 함유하고 있다. 여러 가지 변화로 인하여 어떤 단일세포의 생명체가 더욱 복잡한 다세포성 유기체로 전환되었다. 다세포성 유기체로의 변형은 생명유지에 큰 변화가 되었다. 오늘날의 바다는 수십억 년 동안의 증발로 인해 인체의 세포외액(extracellular fluids)보다 훨씬 더 짜게 변했다. 현재의 바다는 너무나 염도가 높기 때문에 식수로는 사용할 수가 없다. 만일 우리가 바닷물을 마신다면 삼투압(osmotic pressure)이 증가되어 인체 내부의 액체가 탈수되어 사망에 이르게 된다. 삼투압은 인체에서 일정한 물의 양을 유지하는 데 아주 중요하다. 삼투압은 물이 강력한 용해력을 가지고 있다는 사실에 기인한다.

다음으로 중요한 물의 화학적 특성은 이온화(ionization)이다. 이온화는 하나의 원자(atom)가 자기의 전자(electrons)를 잃거나 다른 원자로부터 전자를 얻을 때 일어난다. 예를 들면, 소금(NaCl)이 물에 녹으면 염소(Cl)는 나트륨(Na) 원자로부터 전자를 얻어 마이너스(-) 전극을 가진 원자(마이너스 이온화)가 된다. 반면 나트

> **Tip**
> **삼투압** : 물의 용해력을 이용한 압력으로 인체에 일정한 물의 양을 유지하는 데 중요
> **물의 이온화 능력** : 인체의 화학반응을 활성화, 생명유지에 필수적

륨은 전자를 잃어 플러스(+) 전극을 띤 원자가 된다. 이것을 플러스 이온화라고 한다. 이온화된 원소는 반응을 활성화시키기 때문에 화학반응을 일으키는 원소는 일반적으로 이온화될 수 있다고 간주된다. 물은 이온화를 야기하기 때문에, 물이 없으면 우리 인체는 화학반응이 중단된다. 이것은 죽음을 의미한다.

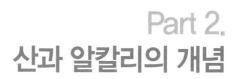

Part 2.
산과 알칼리의 개념

1. 체액은 약알칼리(pH 7.4)를 유지해야 한다

타세포 유기체 및 고등생명체에서는 장기, 체액 그리고 세포는 서로 의존하고 있다. 만일 세 가지 중 어느 하나가 기능부전이 되면, 다른 것들도 죽게 된다. 이 중에서도 체액, 특히 혈액의 상태와 조성은 생명과 건강 유지에 가장 중요한 인자이다.

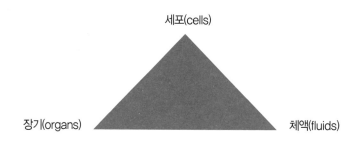

인간의 경우 신장, 간 그리고 대장과 같은 장기는 노폐물과 독소를 제거하여 인체의 내부 환경을 가능한 이상적인 상태로 유지해 준다. 그러나 이것도 한계가 있다. 만일 너무나 많은 독소를 생성하는 식품을 먹거나 독소를 제거하는 데 필요한 물질이 충분하지 않으면 인체의 내부 환경은 통제를 벗어나서 인체의 세포가 살 수 있는 올바른 상태가 되지 못하여 결국 세포는 병들어 죽게 된다. 많은 병은 이와 같은 내부 환경을 깨끗이 하려 하는 인체의 노력의 기능이다. 암은 체액의 비정상적인 상태로 인하여 인체의 세포가 비정상적으로 되는 상태다. 그러면 혈액을 포함한 체액의 상태는 어떻게 되어야 하는가? 산성도(acidity)와 알칼리도(alkalinity)의 밸런스는 어떻게 되어야 하는가? 체액은 약알칼리가 되어야 한다. 이것은 세포의 생존과 적절한 작용에 가장 중요한 요소다. 즉, 혈액은 산이나 알칼리 쪽으로 현저하게 변하지 말아야 한다. 이 사실은 세포외액(extracellular fluids)에도 적용된다.

2. 인체의 산은 알칼리 미네랄에 의해 중화된다

우리가 먹는 탄수화물, 단백질 그리고 지방이 대사되는 과정에서 무기산(inorganic acids)과 유기산(organic acids)이 생성된다. 단백질은 황산(sulfuric acid)과 인산(phosphoric acid)을 생성한다. 탄수화물과 지방은 초산(acetic acid)과 젖산(lactic acid)을 생성한다. 이 산들은 모두 독성을 나타내므로 인체는 가능한 빨리 이 물질을 제거해야 한다. 그러나 만일 이와 같은 산성 물질이 신장과 대장을 통하여 배설된다면 신장과 대장은 산으로부터 손상을 받게 된다. 다행히도 이런 산은 우리 인체에서 미네랄 화합물에 의해 중화가 된다. 미네랄 화합물과 산이 같이 작용하여 더 이상 독성을 나타내지 않는 물질을 만들어서 안전하게 제거할 수가 있다.

산을 중화하는 미네랄 화합물의 군을 탄산염(carbonic salts)이라고 하며, $BaCO_3$로 표현한다. 여기서 Ba는 4종의 염기(basic) 또는 알칼리 원소인 Na, Ca, K, Mg을 나타낸다.

만일 탄산염이 황산, 인산, 초산 그리고 젖산과 같은 강산(strong acids)을 만나면, 탄산염을 구성하고 있는 알칼리 미네랄은 산과 결합하여 새로운 염을 만든다. 예를 들면,

$$BaCO_3 + H_2SO_4 = BaSO_4 + H_2O + CO_2$$

즉, [탄산염 + 황산 = 황산염 + 물 + 탄산가스]로 된다. 그 결과, 탄산염은 강산인 황산을 황산염으로 변화시켜 어떤 해도 없이 신장을 통해 제거될 수 있다. 이와 동일한 방법으로 다른 특정 산 또한 또 다른 염으로 변화되어 대장의 벽을 통해 제거된다. 요약하면, 대사의 최종 산물인 산은 중성염(neutral salts)으로 변화된다. 그렇게 되면 이 물질은 신장과 대장 벽에 더 이상 해를 끼치지 않는다.

이와 같은 산에서 중성염으로의 변화는 다시 말하면 혈중에서

Na, Ca, Mg, K과 같은 알칼리원소의 농도가 감소해 세포외액에서도 이들 원소의 감소함을 뜻한다. 이런 알칼리 원소의 농도가 저하된 상태를 체액이 산성화되었다고 부른다. 인체의 체액을 건강하게 유지하기 위해서는 알칼리농도(pH 7.4)를 계속적으로 유지해야만 한다. 그렇게 하기 위해서는 소실된 알칼리원소를 우리가 먹는 식품을 통하여 재공급 받아야 한다. 이것은 우리가 항상 알칼리 체액을 만들기 위해 알칼리 생성식품(alkaline forming foods)을 충분히 먹어야 하는 이유 중 하나이다.

알칼리 생성식품을 먹어야 하는 또 다른 이유로는 세포외액(extracellular fluids)의 알칼리 형성 원소인 Na 및 Ca이 부족하게 되면 인체의 세포내액(intracellular fluids)에 있는 다른 알칼리 형성 원소인 K과 Mg을 저하시키기 때문이다.

만일 신경세포의 세포내액에서 문제가 생기면, 신경의 기능이 발휘되지 않는다. 즉, 신경이 메

> **Tip**
> 인체 내 영양소의 산성 물질과 알칼리 물질의 평형이 중요하다.

시지를 전달할 수가 없다. 그 결과는 혼수상태이다. 따라서 pH 7.4의 알칼리 농도를 유지하기 위해 알칼리 형성 원소가 체액에 충분히 확보되는 것이 절대적으로 필요하다.

암과 기타 퇴행성 질환의 중요한 원인 가운데 하나는 체액의 산성상태가 축적되는 것이다. 따라서 만일 산과 알칼리의 밸런

스 개념을 충분히 이해하면 이론적으로 암, 심장질환, 심장마비를 포함한 거의 모든 질병을 예방할 수 있다.

3. 세포외액(extracellular fluids : ECF) vs 세포내액(intracellular fluids : ICF)

인체 체중의 약 70%가 체액(liquid)으로 되어 있으며, 이것은 다음과 같은 비율로 세포내액, 혈액 그리고 조직에 분포되어 있다.

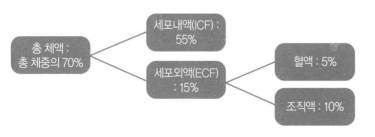

조직액에는 네 가지 종류의 알칼리 원소인 Na, K, Ca, Mg이 이

온상태로 존재한다. 또한 혈액에 의해서 운반된 모든 영양소와 호르몬 그리고 대사 중 생성된 노폐물도 존재한다. 이와 같은 영양소는 세포에서 이용되기 위해 세포막을 통과해서 세포 내로 들어가야 한다. 이처럼 세포막을 통과할 수 있는 능력은 이온 상태의 네 가지 알칼리 원소의 양과 비율에 좌우된다. 이것이 세포막의 삼투압이다. 다시 말하면 네 종류의 알칼리 원소가 적절한 비율로, 적절한 양이 있을 때 세포는 최대 양의 영양소를 흡수함으로써 가장 건강한 상태를 유지할 수가 있다. 그 결과 인체는 가장 건강하게 된다. 세포가 병들면 결국 인체는 병든다. 인체의 건강상태는 체액에 있는 알칼리 원소의 상태에 좌우된다. 이 네 가지의 알칼리 원소는 인체의 대사 시 많은 양의 산이 생성되더라도 혈액과 조직액을 알칼리로 유지해준다. 그러나 세포의 활력과 세균에 대한 저항력은 알칼리도가 K, Mg에 의해서라기보다는 오히려 Ca과 Na에 의해 달성될 때 한층 더 증가된다. 건강한 몸은 알칼리 형성 원소(Na, K, Ca, Mg)는 체액에서 산 형성 원소(Cl, S, P)와 밸런스를 유지하고 있다.

> **Tip**
> 칼슘 이온의 수치가 증가하면 체액은 알칼리상태다.
> 칼슘을 함유한 알칼리수는 칼슘의 이온화에 도움이 된다.

4. 세포외액에서 칼슘의 중요성

칼슘은 뼈 이외에 세포외액(ECF)에만 존재하며, 이것의 3분의 1은 혈청(blood serum)에 그리고 3분의 2는 조직액(tissue fluids)에 있다. 건강한 상태의 혈청에는 혈청 100ml당 칼슘 10mg이 있다. 이와 같은 10mg의 칼슘은 두 종류로 구성된다. 6mg 가량은 칼슘 단백질 화합물이고 나머지 4mg 가량은 이온화 칼슘이다. 건강한 사람은 칼슘화합물과 칼슘 이온 간의 비율이 6:4이다. 그러나 사람이 병들거나 피곤해지면 칼슘이온의 수치가 감소하여 더욱 낮아진다. 칼슘 이온이 혈청 100ml당 1.5mg에 도달하면 사람은 사망하게 된다. 칼슘이온의 수치가 감소되는 것은 칼슘단백질(globulin) 화합물의 수치가 증가한 결과이다. 다시 말하면 칼슘 글로블린의 증가는 칼슘이온의 감소를 의미한다. 또한 칼슘이온은 인산이온과 동일한 반비례의 연관성을 가지고 있다. 칼슘이온의 수치가 감소되면 인산이온의 수치가 증가한다. 그리고 이 역 또한 성립한다.

칼슘은 알칼리 형성 원소이고 인산은 산을 형성하기 때문에, 칼슘이온의 수치가 증가하면 체액은 알칼리상태로 된다. 요약하면, 혈청칼슘의 약 40%가 이온화되어야 한다. 40% 이하는 사람이 질병의 시작단계에 있다는 것을 의미한다. 칼슘을 함유하는 알칼리수는 칼슘을 이온화하는 데 도움을 준다.

5. 산과 알칼리의
   평형이란 무엇인가?

　인체가 재건하고 기능을 수행하기 위해 사용하는 물질은 아주
많다. 즉, 약 20종의 아미노산, 수십 종의 당과 지방산, 약 40종
의 비타민 그리고 100종 이상의 미네랄과 미량원소 등이 사용되
고 있다. 이들 물질의 각각은 인체에서 특이한 역할을 한다.

　물질의 다양함에도 불구하고 이러한 인체의 영양소는 크게 두
개의 주요군, 즉 염기성(또는 알칼리) 물질과 산성 물질로 분류
가 가능하다. 이와 같은 두 가지의 상이한 군의 물질은 반대적으
로 작용하지만 보완적인 특성을 가지고 있다. 인체가 건강하기
위해서는 이 양자를 필요로 한다. 알칼리 및 산이 동일한 양으로
존재하면 산-알칼리의 평형이 달성된다.

건강을 유지하려면 수많은 생체평형이 필요하다. 즉, 활동과 휴식의 평형, 흡기와 호기, 정맥혈과 동맥혈, 에너지 섭취와 소비, 독성의 생성과 제거 등이 평형을 유지해야 한다. 이와 같은 평형상태가 하나라도 장해를 받으면 인체가 손상되는 것과 마찬가지로 산과 알칼리 물질 또한 인체 내에 한 쪽이 과잉인 경우 건강에 대단히 해로운 결과를 가져온다.

현대물리학, 생물학 및 의학과 동양전통의 통합적인 세계관이 개인 건강과 우주 문명의 하나가 된다. 특히 깨끗한 공기와 맑은 미네랄 알칼리물을 섭취함으로써 인류의 건강과 생명 그 자체는 어떤 의미에서 하나의 전체성에 속한다. 따라서 건강과 생명은 전체 시스템이라는 범주 안에 속해있으며, 그 시스템은 우리가 숨 쉬는 깨끗한 공기와 맑은 미네랄 물처럼 생명이 없는 부분들까지 포함한다. 공기 및 미네랄 물의 분자들은 호흡과 순환을 통해 우리의 육체 속에 통합된다.

6. 산(acid)이란 무엇인가?

산이라는 단어의 뜻은 신맛을 의미한다. 오렌지, 자몽, 포도가 신맛을 나타내는 이유는 이 과일들이 함유하는 산에 기인한다. 자동차에서도 산을 발견할 수가 있다. 자동차 배터리에 함유된 액은 산이다. 이것은 강력한 산인 황산(sulfuric acid)이다. 만일 이 액체를 옷에 떨어뜨리면 옷이 타들어간다. 산은 이처럼 부식성의 작용을 가지고 있다.

산의 부식성은 콜라음료에 고기조각이나 동전을 담그는 실험에 의해 잘 나타난다. 며칠 후 고기는 완전히 녹고, 동전의 표면

> **Tip**
> **산 = 신맛**
> 부식성이 있고,
> 수소이온을 방출하고,
> 청색 리트머스지를 붉게 변하게 한다.

은 흠집이 나고 패이게 된다. 화학적으로 산은 물에 녹였을 때 수소 이온(H+ ion)을 증가시키는 모든 물질을 말한다. 어떤 산은 다른 것보다 더 많은 수소 이온을 방출한다. 예를 들면 레몬은 산성식품인 딸기나 토마토보다 훨씬 더 산성이다. 외형상으로는 산을 구분할 수가 없지만 산성도를 알아내는 간단한 방법이 있다. 리트머스 시험지를 사용하는 것이다. 리트머스는 이끼 (lichens)에서 추출한 청색의 식물성 화합물이다. 리트머스 시험지는 청색과 적색 두 종류가 있다. 청색은 산을 알아내고, 적색은 알칼리 검출에 사용된다. 청색 타입의 리트머스 시험지를 산에 접촉하면 적색으로 변한다. 예를 들어 레몬주스는 구연산(citric acid)을 함유하기 때문에 청색의 리트머스 시험지는 적색으로 변한다.

일반적으로 식물계의 대사과정은 산에서 알칼리로, 반면 동물계의 대사과정은 알칼리에서 산으로 된다. 또한 육류 및 곡물류는, 맛은 산성이 아니지만 산성화 식품(acidifying foods)이다. 한 물질의 산성도는 pH로 측정할 수 있다. 미네랄 함량 (mineral contents)을 분석하는 것 또한 어떤 식품이 산성인지를 알아내는 데 도움

> **Tip**
> **산성 미네랄**
> 유황, 염소, 인, 불소, 요오드, 실리콘
>
> 산성 미네랄과 탄산가스를 많이 함유한 식품은 산성을 나타낸다.

이 된다.

미네랄은 산성과 알칼리성 두 가지로 구분할 수 있다. 주요한 산성 미네랄은 유황(sulfur), 염소(chlorine), 인(phosphorus), 불소(fluoride), 요오드(iodine) 그리고 실리콘(silicon)이다. 어떤 물질이 알칼리의 미네랄보다 더 많은 산성의 미네랄을 함유하고 있으면 산성이라 말할 수 있다. 따라서 양쪽 타입의 미네랄을 함유하고 있는 미네랄워터(mineral waters)는 칼슘과 마그네슘과 같은 알칼리 미네랄이 우위에 있으면 알칼리라고 하며, 유황, 염소 또는 탄산가스가 우위에 있으면 산성이라고 말한다. 예를 들면 인(phosphorus)을 풍부하게 함유하는 헤이즐넛(hazelnuts)은 아몬드처럼 인을 더 적게 함유하는 견과류보다 더욱 산성을 나타낸다.

7. 알칼리(alkaline)란 무엇인가?

산성 물질과 달리 용액에서 수소이온(H+)의 양을 감소시키는 모든 물질을 알칼리라고 하며, 이것은 염기(base)와 동일하다. 알칼리는 용액에서 수산이온(OH-)을 생성하는 속성을 가지고 있다. 수소이온이 더 적을수록 더욱 알칼리가 된다. 산과는 달리 알칼리 원소는 부식성의 속성을 갖고 있지 않다. 알칼리는 부드러운 물질이다. 레몬주스를 상처에 바르면 심한 열감을 야기하나 신선한 우유는 그렇지 않다. 알칼리 물질은 산에 의해 야기된 문제를 해

> **Tip**
> **알칼리 미네랄**
> 칼슘, 나트륨, 마그네슘, 칼륨, 망간
>
> 바나나, 우유 등 알칼리 미네랄을 많이 함유한 식품 = 알칼리 식품

결할 수 있다. 예를 들어 감자주스는 위산으로 인한 통증을 경감시킬 수 있고, 대량의 우유는 우연히 삼킨 산성 독물의 부식성을 중화하는 데 유효한 방법이기도 하다.

알칼리 식품(alkali foods)은 신맛이 거의 없거나 전혀 없다. 바나나, 아몬드 그리고 신선한 우유와 같은 알칼리 식품은 신맛이 조금도 느껴지지 않는다. 알칼리 미네랄(alkaline mineral)로는 앞서 언급했듯이 칼슘, 나트륨, 마그네슘 등이 있으며, 인체는 이들 미네랄 중 칼슘을 가장 많이 함유하고 있다. 칼슘은 평균 1킬로그램 가량이 골격에 농축되어 있다.

잿물(lye), 중조(baking soda) 그리고 비누는 물에 용해되면 알칼리 화합물을 생성한다. 알칼리는 산과 마찬가지로 용액상태로 있을

> **Tip**
> **알칼리** = 부드러운 맛
> 수소이온의 양을 감소시키고,
> 산으로 인한 부식성 중화에 유효
> 하다.

때에만 그들의 특성을 나타낸다. 건조한 알칼리나 건조한 산은 불활성이다. 일반적으로 알칼리는 적색의 리트머스 시험지를 청색으로 변화시킨다. 만일 산과 알칼리가 같이 혼합하면 즉각적인 반응이 일어난다. 그들은 서로 중화되어 알칼리와 산의 속성이 동시에 사라진다. 그 결과 물과 염(salts)이라는 화합물이 생성된다. 산과 마찬가지로 맛은 식품이 알칼리인지의 여부를 결

정하는 충분한 기준이 될 수 없다. 예를 들면 빵과 흰 설탕과 같은 어떤 식품은 전혀 산성의 맛을 가지고 있지 않으나 알칼리 식품도 아니다. 이러한 식품이 함유하는 산은 인체의 소화흡수과정에서 유리된다.

8. 산성도(acidity) 측정법

　산과 알칼리간의 차이점은 수소이온을 유리시킬 수 있는 능력에 다소 기인하기 때문에 어떤 물질의 산성도 또는 알칼리도의 정도를 측정하는 단위는 수소(H+)이온의 유리와 물질의 전위(potential : P)에 대한 약어, 즉 pH(potential Hydrogen)로 표현한다. 즉, pH는 수소이온농도를 나타내는 기준이다. pH의 측정등급은 0에서 14까지로, 7이 산과 알칼리 물질 간의 이상적인 밸런스를 나타내는 중성pH(neutral pH)이다. 수소이온의 유리에 대한 물질의

> **Tip**
>
> pH는 로그계산으로 이루어진 단위로 각 단계마다 10배의 차이가 난다. 예) pH 4의 수소이온농도는 pH 5의 10배, pH 6의 100배

전위가 클수록, pH의 숫자는 더 작아진다. 산성도의 범위는 0에서 6까지이고, 0은 절대적인 산성상태를 나타낸다. 반대로 숫자가 높아지면 알칼리성은 더 커진다. 즉, 알칼리 pH는 8~ 14까지로 마지막 수치인 14는 완전한 알칼리상태를 나타낸다. 이 상태는 수소이온이 전혀 유리되지 않는 상태를 의미한다.

〈도표 1〉 pH와 산염기성

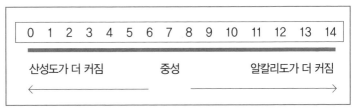

혈중에 있는 실제 수소이온농도는 혈액 1,000cc 중에 0.0000001-0.00000001(1/107 또는 10-7)g 정도의 극히 적은 농도이다. 이 숫자를 편의상 pH라는 단위를 이용해 로그화하여 나타낸 것이다. 알기 쉽게 이야기하면 혈액 1,000cc 중에 수소이온이 0.0000001g, 즉 10-7g 함유되어 있을 때의 상태를 pH 7이라고 한다. pH 7은 중성이며, 이 이하를 산성, 이 이상을 알칼리성이라고 한다.

만일 용액의 수소이온농도가 10-6이면 pH는 6이 되고, 이것은 용액이 산성임을 뜻한다. 만일 수소의 이온농도가 10-8이라면 pH는 8이 된다. 따라서 pH가 7보다 크면 용액에 수소이온이 그

만큼 적게 포함되어 있어 알칼리성을 띠게 된다는 이야기이다.

pH의 등급 척도에서 하나의 수치가 다음단계로 옮겨질 때에는 산술(arithmetic)적 변화가 아니라 대수적 계산(logarithm)이 된다는 사실을 잊지 않는 것이 중요하다. 즉, 각 단위를 구분하는 수치는 등급마다 동일한 수치가 아니라 산성도와 알칼리도 간의 평형을 이루는 중간지점에서부터의 거리에 비례해 증가한다. 수치는 각 단위마다 10을 곱하면 된다. 다시 말하자면 만일 pH 6에서 수소이온농도가 10이라면 pH 5에서는 100이 되고, pH 4에서는 1,000이 되며, pH 3에서는 10,000이 된다. pH 6과 pH 5 간의 산술적 차이는 pH 5와 pH 4의 차이와 동일하지 않다. 첫 번째 경우는 격차가 90이지만 두 번째에서는 900이나 차이나는 것이다.

이것은 산성도의 정도는 pH의 수치가 진전됨에 따라 생각보다 훨씬 크다는 것을 의미한다. 예를 들면 소변의 pH가 6에서 5까지 떨어지면, 7에서 6으로 감소한 것보다 훨씬 더 큰 양의 산성화 변화가 있었던 것이다.

9. 강산(strong acids)과 약산(weak acids)의 차이

산은 강산과 약산으로 나뉜다. 실제 산은 유리 또는 단리 상태로 거의 존재하지 않는다. 산은 거의 알칼리 원소(alkaline element)와 결합하고 있다. 만일 알칼리가 강산과 결합하면 산은 결합상태에서는 거의 중요하지 않다. 약산은 인체가 거부하기 쉽기 때문에 그렇게 분류되었다. 그러나 만일 알칼리 원소가 약하면 산의 함량은 아주 중요하게 된다. 강산은 안정적이고 타 원소와 결합이 불량하기 때문에 강한 것으로 분류된다. 생리적으로 강산은 그만의 안정성과 결합에 대한 저항성 때문에 약산보다 인체에서 중화와 제거가 훨씬 더 어렵다.

강산은 주로 동물성의 단백질로부터 온다. 그것은 주로 요산

(uric acid), 황산(sulfuric acid) 및 인산(phosphoric acids)으로 구성되어 있다. 인체에서 이들 성분이 제거되려면 신장을 통한 정상적인 제거작업은 물론 간에 의한 중화를 필요로 한다. 그러나 신장은 1일 기준으로 일정한 양의 강산을 제거할 뿐이기 때문에 과잉의 강산은 조직에 저장된다. 따라서 동물성 단백질의 소모를 관찰하는 것이 중요하다.

약산은 동물성에 기원한 요거트나 유장(whey)에서 나오는 것을 제외하고 주로 식물성(탄수화물과 식물성 단백질)에 기원한다. 약산은 휘발성 산(volatile acids)으로 불리기도 한다. 왜냐하면 이들은 일단 산화되면 수증기와 가스(탄산가스)의 형태로 폐에서 제거되기 때문이다. 이들의 제거는 비교적 용이하고, 비휘발성의 강산과 달리 인체에서 방출될 수 있는 양에 제한이 없다. 인체가 휘발성 산의 제거를 증가시킬 필요가 있으면 단순히 호흡의 속도를 증가시켜 간단히 해결할 수 있다.

10. 인체의 산과 알칼리

인체는 많은 종류의 액을 분비하고 또 유지하고 있다. 체액의 pH는 상이하다. 체액 중 가장 중요한 것은 혈액으로, 항상 약알칼리를 유지하지 않으면 안 된다.

〈도표 2〉 pH 수치의 대표적인 예

산	pH	알칼리	pH
위산	1.5	타액	7.1
와인	3.5	혈액	7.4
맥주	4.4	바닷물	8.1
우유	6.5	췌장액	8.8
		비누	9.1
		중조	12.0

기억해야 할 점은 한 단계의 pH 변화는 수소이온 농도의 10배의 변화를 의미한다는 것이다. 따라서 위산(pH 1)은 식초(pH 3)보다 100배 더 산성이고, 블랙커피(pH 5)는 소변(pH 6)보다 10배나 더 산성을 나타낸다.

인간의 육체는 운동을 하거나 움직이면 젖산(lactic acid)과 탄산가스를 생성한다. 물에서 탄산가스는 탄산(carbonic acid)이 된다. 인산(phosphoric acid)과 황산(sulfuric acid)도 마찬가지로 음식에 함유된 인과 유황의 산화로 인해 인체에서 생산된다. 이 과정은 혈액을 산성으로 만든다.

반면 나트륨(Na ; sodium), 칼륨(K ; potassium), 마그네슘(Mg ; magnesium) 그리고 칼슘(Ca ; calcium)과 같은 알칼리 원소(alkaline elements)는 특히 식물성 식품을 통하여 대량으로 섭취된다. 알칼리 식품을 소화시키기 위하여 분비되는 위액은 산(acid)이다. 혈액의 산성도는 알칼리성인 담즙(bile)을 분비함으로써 감소되고 그리고 알칼리 형성 식물성 식품을 많이 섭취함으로써 혈액이 알칼리성으로 된다.

혈액의 pH는 7.4이다. 이것은 약알칼리성으로, pH가 조금만 변화해도 인체가 위험하기 때문에 거의 항상 일정하게 유지되어야 한다. 만일 혈중의 수소이온농도가 pH 6.96(중성에서 산으로 간신히 넘어간 상태)으로 상승하면 혼수상태 및 사망에 이르게 된다. 만일 혈중의 수소이온농도가 pH 7.4에서 pH 7.7로 떨어지면 강직성 경련(tetanic convulsions)이 야기된다. 혈액이 산성이 되면 심장이 이완해 박동이 중단되고, 혈액이 너무 알칼리성이 되면 심장이 수축되어 심박동이 정지한다. 혈중에는 두 가지의 화합물이 용해되어 있다. 하나는 알칼리인 중탄산나트륨($NaHCO_3$)이고 그리고 다른 것은 휘발성 산인 탄산(H_2CO_3)이다. 만일 운동 시와 같이 탄산의 양이 증가되면 혈액은 더욱 산성이 된다. 그러나 만일 1~2분 동안 빨리 숨 쉬거나 심호흡을 하면 폐의 공기주머니에서 탄산가스(CO_2)의 농도가 저하되어 폐가 혈중의 탄산가스를 제거할 수 있다. 따라서 혈액은 산이 더 적어지고 알칼리가 더 많아진다. 인체의 산성도가 증가하는 것을 막는 다른 방법은 혈액 완충제(blood buffer)를 통해서 가능하다. 혈액 완충제는 약산과 강염기의 염의 혼합물이다. 혈액 완충제는 pH가 극단적으로 변화되는 것을 막으며, 수소이온농도의 변화를 억제하는 작용을 한다.

11. 완충시스템(buffer system)이란?

　산과 알칼리는 반대의 특성을 가지고 있다. 그들이 결합하면 그들 각각의 속성은 서로서로 없어진다. 이 과정은 두 개의 정반대의 것이 서로 만나면 발생되는 것과 동일하다. 만일 뜨거운 것과 찬 것, 또는 흑과 백이 섞이면 그들의 속성이 각각 소실되어 온도가 뜨겁지도 차지도 않은 따뜻한 상태가 되고, 색깔이 검지도 희지도 않은 회색이 되는 것처럼 말이다.

> **Tip**
>
> 산 섭취를 중화하기 위해 인체는 체내 장기조직의 알칼리물질을 사용한다.
> 장기적으로 장기조직의 알칼리물질 고갈상태가 지속되면 산의 중화작용에도 문제가 생긴다.

산과 알칼리의 결합은 화학에서 중성염(neutral salt)으로 나타난다. 왜냐하면 이것은 산성의 속성도, 알칼리의 속성도 갖지 않기 때문이다.

> 1 산(acid) + 1 알칼리(alkaline) = 1 중성염(neutral salt)

중성염은 혈액 또는 세포의 혈청과 같은 용액에 대해서는 더이상 영향을 미치지 않는다. 과잉의 산을 중화하면 산–알칼리 평형을 회복하여 그 자체가 거의 중성인 내부 환경의 이상적인 pH인 7.39가 유지된다. 강산 또는 대량의 약산을 갑자기 섭취한 것을 중화하고 완충하기 위하여 인체가 사용하는 알칼리 물질은 혈중에만 있는 것이 아니고 전신에서 발견된다.

혈중에서 알칼리 물질은 이용되나, 혈액 pH는 단지 약간만 변동되기 때문에 이들은 최소로 활용되고 있다. 그 대신 인체는, 내부 장기의 조직과 같이 덜 중요한 부위에서는 알칼리원소를 사용하고 있다. 이와 같은 방어 시스템이 가끔씩만 사용된다면 상실된 알칼리 원소는 식품에서 발견된 알칼리 미네랄에 의해 쉽게 대체가 되기 때문에 조직은 질병으로 고통을 받지 않게 된다. 그러나 조직은 알칼리 원소가 정규적으로, 매일 또는 심지어 하루에도 여러 번 상실되면 문제가 야기된다. 이 경우 인체의 알칼리 예비량(alkali reserves)이 불가피하게 점차적으로 감소되어 생체조직의 과잉의 산을 중화시킬 수가 없다. 그렇게 되면 수많은 고통과 질병의 원천이 되는 것이다.

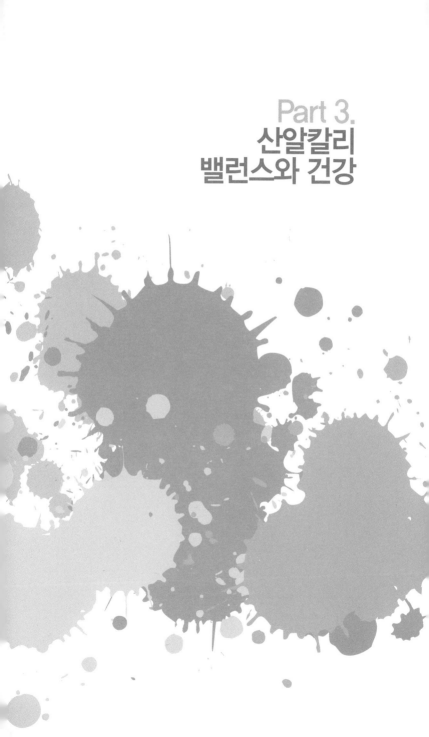

Part 3.
산알칼리
밸런스와 건강

1. pH와 건강

인체의 기능은 내부 생화학적 환경의 pH가 전체적으로 7.39(약알칼리)에 머무를 때 최대로 유지된다. 이와 같은 최적 pH의 정상적인 범위는 약간 더 산성 쪽의 수치인 7.36에서부터 약간 더 알칼리 쪽의 수치인 7.42까지 아주 적다.

이와 같은 수치보다 낮으면 산혈증(7.0~7.36)을, 또는 높으면 알칼리혈증(7.42~7.8)을 나타낸다. 만일 이와 같은 한계를 초과

〈도표 3〉 pH와 건강

사망	산혈증	정상 pH	알칼리혈증	사망
←				→
6	7	7.36	7.42	7.8	9

하면 인체는 더 이상 기능을 유지할 수 없기 때문에 사망에 다다른다.

2. 치명적인 산혈증(acidosis)과 치명적인 알칼리혈증(alkalosis)

최적 건강의 범위는 pH 7.36부터 7.42까지일 뿐이다. 산혈증 또는 알칼리 혈증이 발생되면 질병이 수반된다. 이 두 가지 가운데, 산혈증이 훨씬 빈번하다. 인구의 절반 이상이 이 상태로 고통받고 있다. 인체의 체액과 체조직의 pH는 인체의 부위별로 다양하다. 우리가 말하는 인체의 이상적인 pH는 7.39로, 이것은 일차적으로 혈액의 pH에 대하여 언급한 것이고, 정도의 범위가 더 낮은 것으로는 림프 그리고 세포외액과 세포내액과 같은 모든 체액을 의미하는 인체의 내부 환경에 대한 것이다. 혈액은 정말 '대단히 특수한 수액(a very particular sap)' (Goethe)으로 혈액의 pH는 육체의 생명을 유지하기 위해 아주 안정적으로 보존

되어야 한다. 혈액의 pH가 매우 적은 변화까지도 인체에 의해 신속히 교정되어 이상적인 측정치인 7.39로 회복이 된다. 만일 인체가 이와 같은 과업을 수행할 수 없으면 육체적, 정신적 질환이 신속히 나타난다. 또한 기본적인 생화학적 토양인 내부 환경의 pH는 혈액보다 더욱 현저한 변화를 견딜 수 있다. 그러나 내부 환경의 pH 또한 양호한 건강의 유지를 위해서는 7.39~7.42의 범위를 초과해서는 안 된다.

많은 개별 장기와 체액은 정상적으로 이와 같은 이상적인 pH보다 훨씬 이상 또는 이하의 pH를 가지고 있다. 예를 들면 소변의 pH는 6일 수도 있고, 심지어는 5나 4.5까지도 낮을 수 있다. 이것은 소변이 규칙적으로 제거되기 때문에 가능하고, 인체에 오랫동안 머물지 않아서 가능한 것이다. 본질적으로 소장(pH 6), 피부의 최외층(pH 5.2) 그리고 위(pH 2)는 산성을 나타낸다. 이와 대조적으로 피부의 내층(pH 7.35), 췌장액(pH 7.5~8.8), 대장(pH 8)은 알칼리성이다. 이런 상이한 수치는 모두 정상적이며, 인체의 정확한 요구도에 부응하고 있다. 예를 들면 위액의 극히 산성은 단백질 소화에 필수불가결하고, 피부의 높은 산성도는 미생물이 인체에 들어오는 것을 막는 데 도움을 준다. 따라서 산-알칼리 평형을 회복한다는 것은 위의 pH를 2에서 7로 바꾸는 것이 아니라, 기본적인 내부의 생화학적 영역의 pH로 회복하는 것을 의미한다.

실제 내부 환경영역이 제 범주를 벗어나 산성화(acidification)가 되면 모든 건강 문제의 원인이 된다.

3. 산성화에 대한 인체의
   자체방어기전

   만일 인체의 전체 시스템이든 또는 특수한 장기든 산과 알칼리간의 불균형이 야기되면 언제나 인체는 자체방어로 반응을 한다. 인체는 두 가지의 처리방법으로 행동을 취한다.

   첫째는 그것을 인체로부터 제거함으로써 과잉물질의 양을 감소시키는 데 있다.

   둘째는 문제를 야기하는 것에 대하여 반대의 속성을 가진 원소의 도움으로 중성염(neutral salts)을 형성함으로써 물질을 일부 중화시키는 것이 있다.

   구체적으로 설명하자면 우선 인체의 과잉 산을 제거하는 일은 폐와 신장의 장기가 제거를 담당하고 있다. 돌연히 산을 섭취한 것을 제거하는 가장 신속한 수단은 호흡기계를 경유하는 것이다. 폐는 산을 산화시켜서 탄산가스 및 호흡수분(breath moisture)의 형태로 매 호흡 시마다 배출한다. 이 방법은 상당히 쉬운 해결책이다. 왜냐하면 제거속도를 강화하기 위해서 호흡의 양과 속도를 간단히 증가시킬 수가 있고, 인체의 즉각적인 육체적 요구도에 적응할 수 있기 때문이다.

불행히도 이 방법은 단지 약산(weak acids)만을 처리한다는 단점이 있다. 강산(strong acid)을 의미하는 비휘발성의 고정산(fixed acids)은 폐에 의해 가스로 배출될 수가 없고, 고형(solid form)으로만 신장(kidneys)을 통하여 제거될 수가 있다. 따라서 요산, 황산 그리고 이와 유사한 산은 혈류로부터 신장에 의해 여과되어 소변으로 희석되어 인체로부터 내보내진다.

신장은 폐와 달리 인체의 요구도에 맞추어 산을 제거할 수가 없다. 신장은 최대의 능력을 발휘하더라도 1일 일정량 이상을 제거할 수 없다. 인체의 내부 환경에서 과잉의 산이 축적되면 만일 다른 이용 가능한 출구인 피부, 특히 땀샘이 없으면 교정할 수가 없다. 종종 피부는 제거수단으로서는 무시되는 경우가 많으나 산을 처리하는 데에 대단히 유용하다. 피부의 전체 표면에 걸쳐서 분포되어 있는 2백만 개 이상의 땀샘은 신장과 동일하게 작용하기 때문에 강산을 배출할 수가 있고, 동일한 종류의 노폐물을 제거한다. 강산은 땀으로 희석되어 소변보다 더 적은 양이더라도 인체에서 씻겨 나간다. 그 이유는, 인체는 1일 1리터 이하의 땀이 분비되지만 소변은 약 1.5리터의 양을 배설하기 때문이다. 더구나 땀은 소변보다 훨씬 더 적은 양의 독소를 운반한다.

4. 인체의 산성화는
    왜 병을 야기하는가?

인체의 내부 환경이 산성화가 되면, 인체는 세 가지 방법에 의해 병에 걸릴 수 있다.

첫째는 효소의 작용이다. 효소는 인체에서 일어나는 모든 생화학적인 변형에 대하여 일벌처럼 작용하기 때문에 장기의 적절한 기능 유지는 효소가 좌우한다. 효소는 명확히 정해진 pH를 가진 환경에서만 올바르게 그들의 업무를 수행할 수가 있다. 만일 그렇지 못하면 효소의 활성은 붕괴되거나 또는 완전히 중단된다. 효소의 활성이 조금만 지연되어도 질병이 나타난다. 만일 완전히 중단되면 인체는 기능을 수행할 수가 없기 때문에 사망에 이른다. 이런 극단적인 단계에 도달하기 전, 내부 환경의 산성화에 의해 장해를 받은 효소의 수가 증가함에 따라 다양한 질병이 시작된다.

인체가 병에 걸리는 두 번째의 방법은 조직 내에 가혹한 부식성 산이 과잉으로 존재하기 때문이다. 그들이 알칼리 물질에 의해 중화되기 전에, 산은 접촉하는 장기를 자극하여 심한 통증을 동반한 염증을 야기하거나 조직의 경화 또는 병변을 발생시킨다. 이것은 주로 피부 및 신장과 같은 강산의 제거를 담당하는 장기에서 이환된다. 실제 피부에 나타나는 습진(eczema), 발진(hives), 가려움(itching) 그리고 붉은 반점(red patches)의 대부분의 증례는 과잉의 산성의 땀에 의거 야기된 자극에 기인하고 있다. 가장 민감한 부위로서는 땀이 잘 보이는 곳인 겨드랑이, 오금, 손목 시곗줄 아래 또는 어린이의 경우 기저귀와 닿는 부분 등이다. 만일 소변이 산으로 가득 차 있으면, 배뇨 시 통증이 있고 그리고 요로에 열감을 느끼게 되어 염증(요로염) 또는 감염(방광염)이 야기된다. 외부인의 눈에는 보이지 않는, 그러나 당사자는 예리하게 느끼는 산 유발 질환으로는 관절의 통증(관절염), 신경의 통증(신경염) 그리고 장염, 대장염, 항문의 열감이 포함된다.

또한 산의 침해로 인하여 조직의 상태가 약화되면 세균 또는 바이러스 감염증에 더 잘 걸리게 된다. 호흡기계와 같은 점막의 병변은 조직에 세균의 침투와 증식을 더욱 용이하게 해준다. 이것은 면역시스템의 유효성도 산의 활성에 의해 장해를 받아, 침입하는 세균에 대하여 백혈구의 생성과 식균작용을 저하시키기 때문에 병변이 더 악화된다.

과잉의 산으로 고통받는 세 번째의 원인으로는 미네랄의 손실이다. 인체는 산을 중화하기 위하여 칼슘과 같은 알칼리 미네랄(alkali-minerals)을 소모하기 때문이다. 이와 같은 미네랄의 소실(demineralization)은 아주 현저하고, 알칼리 미네랄은 인체의 모든 조직에 저장되어 있기 때문에 모든 장기에 영향을 미칠 수가 있다.

미네랄 소실의 가장 잘 알려진 결과는 골격 및 치아에 영향을 미치는 문제점이다. 뼈는 저항과 융통성에 따라 함유하고 있던 칼슘을 잃게 된다. 뼈가 쉽게 파괴되는 정도까지(예 : 자발성 히프 골절) 칼슘이 소실되고, 뼈의 밀도 소실(골다공증), 관절에 염증 야기(류마티스), 추간원판 마모(좌골신경통)가 될 때까지 칼슘이 빠진다. 또한 치아도 미네랄 손실 때문에 더욱 약하게 되어 이가 빠지기도 하고 뜨겁거나 찬 음식에 과민해지며 충치에 잘 걸리게 된다. 또한 미네랄 소실에 의해 야기된 유약성(brittleness)은 머리카락이 부서지기 쉽게 되고, 광택과 탄력성이 소실되어 대량으로 빠지기 시작한다. 손톱은 갈라지고 조그마한 충격에도 잘 부서진다. 피부 또한 건조해지고 갈라지며, 주름이 생긴다. 잇몸은 망가지고 과민해지며, 쉽게 출혈된다.

이와 같이 놀랄 정도로 많은 수의 질병과 다양한 육체적 문제점이 산성도에 의해 야기될 수 있다. 앞서 말했던 산의 효소장해, 산 자체의 공격성 그리고 산으로 인한 미네랄의 소실은 모든 인체조직을 공격할 수 있는 세 가지의 인자로서 질병을 촉진한다. 물론 이와 같은 문제점이 항상 산 단독으로 야기되는 것은 아니다.

5. 인체 산성화가 빈발하는 이유

　오늘날 산업국가에서 생활하는 대다수의 사람들은 산성화로 야기된 문제점으로 고통받고 있다. 왜냐하면 현대인의 생활양태와 식이가 공히 인체의 내부 환경의 산성화를 촉진하기 때문이다. 현재의 표준 식사는 주로 산성 또는 산성화 요소(단백질, 시리얼, 설탕 등)로 구성되어 있는 반면, 야채와 같은 알칼리 식품(alkali foods)은 훨씬 소량을 섭취하고 있다. 따라서 그들의 알칼리 함량이 여분의 산을 중화시키기에는 불충분하다.

　인체에 심한 산성화 효과를 나타내는 담배, 커피, 차 그리고 알코올과 같은 흥분제의 소모가 엄청난 비율로 증가해 문제가 더욱 심각해지고 있다. 또한 현대인의 생활에서 필수적으로 나타나는 스트레스와 신경의 긴장, 소음, 시간 부족 그리고 기타 중압감을 주는 요소가 생리학적 장해를 통하여 인체의 산성화를 증가시킨다. 또한 산-알칼리 밸런스를 유지하는 데 중요한 역할을 하는 육체적 운동이 불충분하거나 또는 과잉인 경우, 인체의 내부 환경이 산성화된다.

그러나 산성화를 야기하는 모든 인자 가운데 가장 중요한 것은 바로 의심의 여지없이 식품이다. 대부분의 산혈증으로 고통받는 사람들은 산성식품의 소모를 현저하게 감소시키고, 알칼리식품의 소모를 증가시킴으로써 간단히 치료할 수 있다. 산은 인체에서 자발적으로 나타나지 않고, 산의 특이한 공급원으로는 의약품을 비롯해 우리가 먹고, 마시고 그리고 삼키는 모든 것, 즉 식품의 섭취에서부터 온다. 산은 레몬과 같은 특정 식품에 이미 함유되어 있다. 다른 산은 단백질 파괴의 결과(요산과 인산), 지방(지방산, acetyl acetic acids), 탄수화물(pyruvic, succinic acids) 그리고 기타 식품의 분해결과로 대사될 때만 생성된다.

만일 알칼리 원소가 산의 섭취보다 더 높으면 인체는 산-알칼리 밸런스를 잃을 위험이 없다. 그렇지 않을 경우엔 이와 같은 밸런스를 유지하기 위해 알칼리 원소를 많이 섭취하면 도움이 된다. 그러나 만일 산 섭취가 알칼리 섭취량보다 더 높으면 산-알칼리 평형은 위험하게 약화된다.

식품 이외 매일의 생활양태도 산-알칼리 밸런스에 영향을 미칠 수가 있으나 생활양태의 변화만으로는 내부 환경의 산성화 여부를 완전히 역전하기는 부족하다.

⟨도표 4⟩ 산성화 생활양태 vs 알칼리화 생활양태

산성화	알칼리화(산-알칼리 균형유지)
좌업생활	활동적 생활
승강기 이용	계단 이용
차를 사용한 이동방식	가능한 걸어 다니는 이동방식
수동적인 취미	활동적인 여가 추구
대부분의 시간을 집안에서 보낸다	집 밖에서 많은 시간을 보낸다
스트레스가 많다	조용한 시간을 보낸다
불안 : 항상 시간이 부족하다	이완되고 짜임새 있는 시간활용
수면 부족	수면을 충분히 취한다
흡연	금연
염세적임	낙천적임
쉽게 화를 낸다. 흥분성	차분하고 인내심 있다
공격성, 샘내고 질투가 많다	자신감, 평화로움

6. 산성화에 의해 야기된
   문제점의 치유

산성화로 야기된 문제점은 개별적으로 치유해서는 안 되고 총체적인 접근이 필요하다. 왜냐하면 내부 환경의 산성화는 너무나 다양한 증상과 질병을 나타내기 때문이다. 따라서 이와 같은 질환에 대한 가장 유효한 치료법은 산성화를 감소시키거나 제거하는 데 있다. 이 방법이 모든 산성화 문제점을 해결할 수 있는 가장 확실한 방법이다. 외관상 증상의 단순한 치료는 증상을 경감시킬 수는 있으나 장기간의 효과 측면에서는 거의 도움을 주지 못한다. 인체의 내부 환경의 근본적인 불균형에 변화를 주지 못하기 때문이다. 단지 증상만을 치료하기 위해서 환자는 여러 전문의를 찾게 된다. 즉, 오전에는 습진을 치료하기 위하여 피부과를 찾고, 오후에는 관절통증 때문에 류마티스 전문의를 방문하며 잇몸질환 때문에 치과에 들르는 것이다. 이와 대조적으로 인체 내부 환경의 산성화를 역전시키는 주요한 문제점에 초점을 맞춘 치료는 이들 질환의 근본 원인을 올바르게 해결함으로써 그들을 모두 치료할 수가 있다.

산성화를 제거할 수 있는 치료 계획은 인체가 섭취한 산의 양을 감소시키는 데 주안점을 두고 있다. 이것은 필수불가결한 조치이다. 대량의 산이 인체로 유입되는 한 모든 다른 조치는 일시적인 증상의 경감효과에 지나지 않기 때문이다.

식이는 알칼리 식품과 음료가 산성식품을 능가하도록 조정한다. 식이습관의 개혁은 단순한 조치로 볼 수 있지만 그 효과는 상당하다. 또한 육체적 활동(걷기, 스포츠)을 증가시키거나 또는 도입해 산의 산화를 개선시킬 수가 있다. 이미 조직에 존재하는 산을 제거하려면 소변의 흐름을 증가시키는 이뇨제와 땀의 생성을 증대시키는 발한제(sudorifics)를 섭취함으로써 제거를 촉진시킬 수가 있다.

대부분의 증례에서 꼭 필요한 것으로 입증된 추가적인 조치로는 알칼리 미네랄 보충제(alkaline mineral supplements)를 복용하는 방법이다. 이 방법은 인체가 낮 동안 섭취한 산을 제거하는데 도움을 줄 뿐만 아니라 인체 심부조직(deep tissue)에 머물러

있는 산의 제거를 촉진한다. 이 방법은 근본적인 조치로 보아야 한다. 인체는 조직에 박혀있는 산을 제거하기 위하여 폐, 신장 그리고 피부로 운반할 수 있는 혈류로 되돌아오게 하는 것을 극히 꺼린다. 그 이유는 산이 혈류로 되돌아와 혈중의 pH를 위태롭게 변하게 하는 아주 위험한 상황이 될 수 있기 때문이다. 인체는 혈액을 보호하기 위해서 이들 산을 조직에 머물게 하는 경향이 있다. 그러나 알칼리 원소를 충분량 섭취하면 인체는 산을 제거할 수가 있다. 왜냐하면 이와 같은 알칼리 물질이 완충제로 작용하여 중성염의 형태로 혈류에 되돌아오게 할 수 있기 때문이다. 이런 과정에서 산은 혈액의 pH에 어떠한 해도 야기하지 않는다.

인체의 내부 환경의 산성화를 제거할 수 있는 다양한 조치는 심부조직에 내재된 모든 산을 점차적으로 재표면화시켜 재거하는 것이다. 시간이 경과함에 따라 이와 같은 세척방법은 인체의 심원한 중화 또는 탈산(deacidification)으로 이어져 환자를 치유할 뿐만 아니라 모든 문제점이 재발생되지 않도록 보호해준다.

7. 산과 알칼리의 형성 원소

식품의 산과 알칼리 식품은 또 다시 두 가지 타입으로 나뉜다. 한 가지는 기본적인 산 또는 알칼리 식품이고, 또 하나는 소화과정에서 산이나 알칼리를 형성시키는 식품이다. 산과 알칼리 식

〈도표 5〉 식품의 pH

레몬	2.3	식초	2.9	청량음료	3.0	사과	3.1	자몽	3.2
오렌지	3.5	포도	4.0	토마토	4.2	맥주	4.5	바나나	4.6
호박	5.0	당근	5.1	양배추	5.3	시금치	5.4	흰 빵	5.5
고구마	5.5	감자	5.8	밀가루	6.0	연어	6.2	옥수수	6.3
굴	6.4	우유	6.5	새우	6.9	정수	7.0	소금	7.5

· pH 7 = 중성, pH 7보다 작은 숫자는 산성, 큰 숫자는 알칼리성

품은 내인성으로 식품이 얼마나 많은 산 또는 알칼리를 함유하고 있는가를 의미한다. 즉, 이것은 산성도의 측정치인 pH를 나타낸다.

강산 식품은 소수에 지나지 않고, 대다수는 약산이다. 이와 같은 산과 알칼리 식품의 개념이 통상적으로 사용되고 있다. 그러나 영양학자들이 산 또는 알칼리 형성 원소라고 말할 때는 앞에서 열거한 산 또는 알칼리 식품과는 차이가 난다. 그들은 식품의 산 형성능력 또는 알칼리 형성능력을 말하고 있는 것이다. 라임은 pH 1.9로 강산을 함유하고 있으나 알칼리 형성 식품이다. 영양학자들이 말하는 산 형성(acid forming) 또는 알칼리 형성(alkaline forming)은 식품이 소화된 후에 인체에서 야기하는 상태를 의미한다. 식품의 대부분의 단백질은 유황(sulfur)과 결합하고 있으며, 인(phosphorus)과도 결합되어 있다. 단백질이 대사될 때, 이와 같은 원소는 황산(sulfuric acid)과 인산(phosphoric acid)으로 남아서 암모니아, 칼슘, 나트륨, 칼륨과 중화된 후 신장을 통해 배설된다. 이와 같은 이유로 고단백식품(high protein foods), 특히 동물성 식품은 일반적으로 산 형성 식품(acid forming foods)이다. 대부분의 곡물류도 유황과 인을 많이 함유하고 있기 때문에 산 형성 식품이다.

과일과 대부분의 야채의 유기산(오렌지의 신맛)은 칼륨, 나트륨, 칼슘 그리고 마그네슘과 같은 많은 원소를 함유하고 있다. 유기산(organic acid)은 산화를 받으면 탄산가스와 물이 된다. 그리고 알칼리 원소(K, Na, Ca, Mg)는 남아서 인체의 산을 중화한다. 이상하게 들릴지도 모르지만, '산성식품'이 인체의 산을 감소시키는 것이다. 이런 현상은 과일과 대부분의 야채는 알칼리 형성 식품으로 체내 알칼리 원소를 제공하기 때문이다.

이와 반대로 고단백식품과 대부분의 곡물류는 대사 시 중화가 필요한 산을 생성한다. 따라서 이들은 일반적으로 산 형성 식품으로 구분된다.

〈도표 6〉 산과 알칼리 형성 원소

산 형성 원소(acid forming elements)	알칼리 형성 원소(alkaline forming elements)
유황(S)	나트륨(Na)
인(P)	칼륨(K)
염소(Cl)	칼슘(Ca)
요오드(I)	마그네슘(Mg)
수소(H)	철분(Fe)

8. 산 형성 식품 vs
   알칼리 형성 식품

　모든 천연의 식품은 산과 알칼리 형성 원소를 동시에 함유하고 있다. 어떤 식품은 산 형성 원소가 우위에 있고, 다른 식품에서는 알칼리 형성 원소가 우위를 점하고 있다. 현대의 생화학에 의하면 인체의 산도는 알칼리의 잔재를 남기는 것은 식물의 유기물질이 아니다. 그 대신 무기물질(유황, 인, 칼륨, 나트륨, 마그네슘, 칼슘)이 체액의 산성도 또는 알칼리도를 결정한다.

　산 형성 원소를 비교적 풍부하게 함유한 식품은 산 형성 식품이고, 알칼리 형성 원소를 비교적 풍부하게 함유한 것은 알칼리 형성 식품이다.

　산 형성 식품은 주로 단백질, 탄수화물, 지방이 풍부한 식품이

산 형성 식품(acid forming foods)	알칼리 형성 식품(alkaline forming foods)
육류(쇠고기, 돼지고기), 가금류,	감자
생선	미역
계란	녹색야채
동물성 지방	색깔 있는 야채(당근 등)
치즈	밤
통곡류, 절제된 곡물(특히 millet)	우유
백설탕	바나나
커피, 차, 코코아, 와인	시금치
탄산음료	고구마
마요네즈, 겨자, 케첩과 같은 양념	양파
말린 오징어 등	알칼리 미네랄수 등

다. 단백질이 풍부한 식품은 대개 산 형성 식품으로 볼 수 있다. 소화될 때 아미노산이 생성되고, 일단 인체 세포에 의해 이용될 때 요산(uric acid)과 같은 산성 파괴산물이 생성되기 때문이다. 더구나 동물성 육류를 구성하고 있는 필수 아미노산은 항상 두 개의 산성 미네랄(acid minerals)인 유황과 인산을 함유하고 있다. 커피, 차, 코코아와 초콜릿은 대량의 퓨린(purine)을 함유하는데, 원래는 알칼리성인 퓨린이 인체에서 제거될 때 요산으로 변화해야 하기 때문에 산 형성 식품으로 분류된다.

지방은 인체에서 지방산(fatty acids)의 형태로 이용되고 있다. 동물성 식품에 대량으로 함유된 포화지방산은 대사가 잘 되지

않는다. 만일 지방의 소화가
불완전하면 아세톤, acetyl
acetic acid, beta-hydroxybu-
tyric acid 그리고 기타 독성
산성 물질을 생성하게 된다.

Tip
동물성 식품에 함유된 포화지방산
은 대사가 잘 되지 않아 독성 산성
물질을 생성한다.
백설탕은 미네랄이 제거된 영양소
로 강력한 산 형성 식품이다.

이와 같은 노폐물과 대사성 잔재는 인체에서 지방 파괴가 잘못
되는 경우에는 지방산이 생성된다. 현대인의 지방 소모는 필요
량보다 높기 때문에 지방에 기인한 산성화는 너무나 빈번하게
나타난다. 탄수화물은 전분의 형태에서 실제로 수천 개의 포도
당 분자의 집합체다. 이때 산을 생성하는 데 가장 큰 원흉은 긴
연쇄의 포도당의 전환불량이다. 탄수화물은 지방과 단백질과 마
찬가지로 원래 알칼리가 산으로 변하는 과정 동안 여러 단계의
변형을 거치게 된다. 만일 이와 같은 전환과정이 중단되면 인체
는 산성화가 된다. 왜냐하면 중간체인 산성 물질이 이 과정의 정
상적인 최종결과인 알칼리로 다시 전환되지 않기 때문이다. 이
와 같은 과정의 파괴는 모두 너무나 빈번하게 일어난다. 탄수화
물 음식인 빵, 시리얼, 파스타, 크래커 등을 과다로 소모하는 일
이 매우 많아서 적절하게 소화 가능한 인체의 능력을 초과하여
섭취하는 일이 많기 때문이다.

백설탕은 단지 두 개의 분자(포도당과 과당)로만 구성된 탄수

화물이다. 백설탕이 산 형성 식품이 되는 이유는 이것이 정제된 식품이라 모든 미량원소와 비타민 그리고 효소가 제거되어 전반적으로 열량을 제외한 인체 영양소 공급이 불량하기 때문이다. 인체는 설탕을 에너지로 전환하기 위해 무한정으로 대량의 비타민과 미량 원소를 공급할 수가 없다. 실제 현대인들의 설탕 소모량은 인체가 처리할 수 있는 것보다 훨씬 많기 때문에 인체에서 설탕의 변형은 불가피하게 하나의 중간체의 산성단계에서 멈추게 된다. 따라서 정제된 설탕과 그것을 함유하는 모든 제품은 강력한 산 형성 식품이다. 인체의 내부 환경의 산성화를 피하기 위해서는 단순히 산 형성 식품의 양을 알칼리 형성 식품의 것보다 더 낮게 유지하면 된다.

알칼리 형성 식품은 주로 녹황색 야채(토마토는 예외) 및 감자로 구성되어 있다. 이와 같은 식품이 알칼리 형성 식품이 되는 이유는 그들이 산성 물질을 적게 함유한 반면, 알칼리 원소가 풍부할 뿐만 아니라 인체에서 이용될 때에도 산을 생성하지 않기 때문이다.

녹황색 야채는 인체에 대하여 알칼리 물질의 일차적 공급원이다. 따라서 산-알칼리 밸런스를 회복하고 유지하기 위해서는 매 끼니마다 샐러드, 야채와 주스, 수프 등을 음식에 반드시 포함시켜야 한다. 유일한 예외적 존재는 토마토로, 날것이든 요리한 것이든 토마토는 산 형성 식품이다.

항산성화 작용으로 잘 알려진 감자주스가 위산성도 및 궤양 치료요법에 이용되기도 한다. 감자는 풍부한 알칼리 원소(alka-line elements)를 가지고 있기 때문에 인체의 산성화를 제거하는 데 최고의 식품으로 인정받고 있다. 또한 모든 과일 가운데 바나나는 진정으로 유일한 알칼리 형성 과일이다. 바나나의 고유의 당 함량은 약하기 때문에 대량 섭취하더라도 산성화를 결코 야기하지 않는다. 이와 대조적으로 산을 함유하는 수박과 같은 과일은 단지 약간의 산을 가지고 있더라도 많이 먹으면 산성화 효과가 더욱 크다.

물은 통상 중성의 pH를 가지고 있다. 그러나 고도로 염소화가 되면 산성이 된다. 또한 미네랄 탄산수(carbonated mineral water)도 산성이다. 왜냐하면 탄산처리(carbonation) 시 생기는 가스가 탄산(carbonic acid)이기 때문이다. 그리고 pH 7 이상을 가진 주요한 알칼리 미네랄수(alkaline mineral water)는 Limpia water(이탈리아), Contrexeville, Evian(프랑스) 그리고 Henniez bleue(스위스) 등이 있다.

산-알칼리 밸런스를 위한 식이요법을 할 경우에는 음식 선택 시 기본적으로 지켜야 할 원리가 있다. 식사는 산 형성 식품만으로 구성해서는 안 되고 늘 알칼리 형성 식품을 함유하여야 한다.

예를 들면 고기+파스타의 식사, 또는 생선+쌀밥에 후식으로 커피와 케이크를 곁들인 것을 메뉴로 추천해서는 안 된다. 왜냐하면 이들 모두가 산 형성 식품으로 구성되어 있기 때문이다. 이와 같은 식사에 샐러드나 데치고 구운 형태의 야채를 추가하면 알칼리 섭취가 최소한 일부 산에 대한 보완관계를 유지해준다. 따라서 전형적으로 식사 시마다 야채를 포함시켜야 한다. 그러나 종종 너무 소량을 섭취하게 되면 알칼리의 효과가 나타나지 않는다.

식사 때마다 알칼리 형성 식품의 양은 산 형성 식품의 양보다 비율적으로 더 많아야 하고, 알칼리 원소를 생성하는 식품의 비율은 항상 산을 생성하는 식품보다 더욱 커야 한다. 이와 같은 방법으로 음식을 섭취하면 산은 인체의 예비량을 줄일 필요가 없이 장 또는 조직농도에서 중화된다. 그리고 알칼리성 야채와 식물성 위주의 식품만으로 구성된 식단은 가능하나, 1~2주 동안 한정된 기간 동안만 실시해야 한다. 야채와 감자, 바나나, 아몬드 등으로 구성된 단독 알칼리 식단은 무한정 지속될 수는 없다. 단백질이 대단히 부족해지기 때문이다. 이와 같은 식단은 산성화가 대단히

> **Tip**
> 식단에 반드시 알칼리 형성 식품을 산 형성 식품보다 많이 추가할 것. 알칼리 형성 식품으로만 구성된 식단은 단백질이 부족하여 장기적으로 유지할 수 없다.

진행됐거나 질병이 급성으로 발병해 격렬하게 통증이 심할 때 유용한 방법이다. 모든 산을 갑작스레 완전히 제거하면 인체는 보다 신속하게 회복되고 정상적인 산-알칼리 밸런스로 되돌아오게 된다. 이와 같은 단독의 알칼리 식단은 건강을 약화시키지 않도록 단기간의 치료 작용 목적에 한정되어야 한다.

산성식품(acid foods)은 다량의 산을 함유하기 때문에 사과처럼 약간 신맛을 가지고 있으며, 레몬처럼 신맛이 강하기도 하다. 신맛은 산성도의 정도를 결정하는 데 사용되기도 한다. 덜 익은 과일의 경우 산의 함량이 더 높다. 완전히 익은 과일은 산성도가 제일 적다. 예를 들면 살구는 익기 전에도 색깔이 오렌지색으로 물들지만 극히 산성을 나타내고 있다. 그러나 익고 나면 알칼리성이 된다. 또한 과육을 쉽게 섭취하기 위해 주스를 마신다고 해서 통과일을 먹은 것만큼 몸에 도움이 되지는 않는다. 알칼리 미네랄은 주로 과육에 있어 주스를 만들기 위한 압착과정에서 걸러지는 경우가 많기 때문이다. 반면 과일 자체가 가진 산성은 전혀 걸러지지 않는다.

> **Tip**
> 오렌지 등 유기산을 가진 음식은 아침에 섭취하기보다는 낮이나 저녁시간에 먹는 것이 유익하다.

알칼리 미네랄은 주스에 존재하지 않기 때문에 주스는 산성도를 중화하는 데 도움이 되지 않는다. 또한 우유의 액체 부분인 유장(whey)은 깨끗한 황색이다. 신선한 유장은 알칼리성을 띠나 한두 시간 후에는 산성으로 변한다. 이것은 주로 젖산이 된다.

과일과 유장 그리고 식초 등의 일차적인 산성식품은 인체가 준비되어 있을 때 먹어야 한다. 아라비아의 속담에 '오렌지는 아침에는 금이고, 정오에는 은이고, 저녁에는 납이다' 라는 말이 있다. 산을 적절하게 대사시킬 수 없는 사람들은 이 속담의 정반대로 먹어야 한다. 오렌지와 같은 산성이 강한 과일은 일반적으로 아침에는 유해하고 정오나 저녁에는 훨씬 더 유익한 효과를 나타낸다. 이런 이유는 정오까지는 인체의 유기성 엔진(organic motor)이 활성화될 때까지 시간이 걸리기 때문이다. 어떤 사람의 경우 육체적으로 아침에 일어나는 데 오랜 시간이 걸린다. 만일 이런 사람이 아침에 과일을 먹거나 오렌지주스를 마시면 산을 대사시키기가 어려울 뿐만 아니라 정상적인 사람보다 산을 중화시키는 데 더 큰 문제를 야기할 수가 있다.

9. 칼슘과 인 비율(Ca/P ratio)의 중요성

칼슘은 식품의 알칼리 형성 원소를 나타내고, 인은 산 형성 원소를 나타낸다.

〈도표 8〉 Ca/P ratio와 산염기

칼슘/인 비율	결과
3.00 이상	강알칼리 형성
2.99-2.00	알칼리 형성
1.99-1.00	약알칼리 형성
0.99-0.50	약산 형성
0.49-0.20	산 형성
0.20 이하	강산 형성

〈도표 9〉 식품군별 칼슘/인 비율

동물, 생선 등	칼슘	인	칼슘/인 비율
모유	33	14	2.36 알칼리 형성
우유	118	93	1.27 약알칼리 형성
생굴	94	143	0.68 약산 형성
계란	54	205	0.26 산 형성
쇠고기(T-본 스테이크)	8	135	0.06 강산 형성

곡물류	칼슘	인	칼슘/인 비율
흰쌀	24	94	0.26 산 형성
조(millet)	20	311	0.06 강산 형성
두유	30	59	0.51 약산 형성

야채와 해초	칼슘	인	칼슘/인 비율
생미역	1,093	240	4.55 강알칼리 형성
생케일	249	93	2.68 알칼리 형성
생당근	37	36	1.03 약알칼리 형성
생오이	25	27	0.93 약산 형성
익은 토마토	13	27	0.48 산 형성
생마늘	29	202	0.14 강산 형성

과일과 씨앗류	칼슘	인	칼슘/인 비율
흑설탕	85	19	4.47 강알칼리 형성
생오렌지	41	20	2.00 알칼리 형성

과일과 씨앗류	칼슘	인	칼슘/인 비율
생무화과	35	22	1.59 약알칼리 형성
사과	7	10	0.70 약산 형성
초콜릿	78	384	0.20 산 형성
해바라기씨	120	837	0.14 강산 형성

칼슘/인 비율을 사용하는 것은 편리성 때문이다. 그러나 이 비율이 항상 정확하지는 않다. 조(millet)는 매우 부정확한 식품 중 하나로, 일반적으로 알칼리 형성 곡물로 간주되나, 칼슘/인 비율로 보면 산 형성 식품에 속하기 때문이다.

10. 칼슘/나트륨 비율과 종양 성장

　모든 식품은 두 가지 카테고리로 구분된다. 하나는 칼륨 카테고리 그리고 나트륨 카테고리로 분류할 수 있다. 영양학적 이론은 대개 인체의 구성성분이자 열량을 공급하는 단백질, 지방 그리고 탄수화물로 이루어진 세 가지의 유기영양소에 기반하고 있다. 이제는 장기의 기능 유지와 신진대사, 신경계의 작용을 조절하는 무기미네랄(inorganic minerals)의 관점에서 식품을 구분해 볼 필요가 있다. 우리 인체에 가장 중요한 무기미네랄은 칼륨과 나트륨이다. 이 두 미네랄은 대단히 유사한 특징을 가지고 있으나 서로 구별하기가 곤란하다. 그러나 이들이 산과 결합하여 염을 형성하면 이 둘은 아주 구별이 잘 된다. 칼륨염(potassium salt)과 나트륨염(sodium salt)은 인체의 기능면에서는 마치 여느 가정의 남편과 아내처럼 서로 길항작용(antagonistic ; 반대작용)을 나타낸다. 그들은 서로 반대 성질을 가지고 있지만 보완관계에 있다. 칼륨염은 산화(oxidation)를 활성화시키지만, 나트륨염은 산화를 억제한다. 따라서 만일 칼륨을 많이 함유하는 곡물과 야채를 먹으면 혈액은 산화가 잘 되어 양호한 생리적 기능을 발휘하게 된다. 반면 만일 나트륨을 대량 함유한 육류, 가금류, 생선, 계란 등을 많이 먹으면 혈액의 산화가 좋지 않아 많은 독성의 산이 생성된다. 따라서 채식 위주의 사람은 오래 살고 동물식품을 섭취하는 사람들은 단명하게 된다. 또한 바다 근처의 공기는 산의 공기보다 나트륨을 더 많이 함유해 바다 근처에 사는 사람들은 산에 사는 사람들보다 수명이 짧다.

세포막 전위(cell membrane potential)를 추진하는 '전해질 수프(electrolyte soup)'에서 미네랄의 비율은 세포막 동력(dynamics)에도 영향을 미친다. 나트륨 대 칼륨, 칼슘 대 마그네슘의 비율은 중요한 의미를 가지고 있다. 칼륨은 야채, 통곡식, 과일 그리고 콩류와 같은 비 가공 식물성 식품에서 주로 발견된다. 모든 식품에는 나트륨이 조금씩 들어있는데 동물성 식품에는 더 높은 농도가 함유되어 있으며, 가공식품에는 그보다 훨씬 더 많은 양이 들어있다.

어떤 통계에 의하면 현대인들은 우리의 선조보다 10배나 더 많은 나트륨을 섭취하고 있다고 한다. 칼륨 대 나트륨의 이상적인 비율은 4:1이나, 현대인은 역으로 1:4의 비율로 섭취하고 있다. 고염분식(high sodium diet)은 암의 발현과 전이(metastasis)를 동시에 증가시킨다.

〈도표 10〉 세포생리학

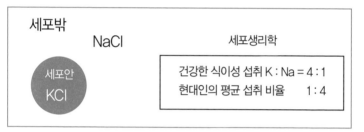

11. 알칼리 미네랄(Ca, K, Mg 등)의 예비량 저하시 야기되는 증상

신체의 내부 환경이 산성 또는 알칼리성으로 기울지 않고 일정한 pH를 유지하는 것은 전해질인 양이온(염기)과 음이온(산) 간에 일정한 평형상태가 유지되기 때문에 가능하다. 만일 조직에 대한 산의 공격으로 알칼리 미네랄의 인체 예비량이 줄면 피로하기 쉽고, 피부의 광택이 줄고 피하지방이 필요 이상으로 쌓이는 등의 특징적인 문제점이 야기된다. 이와 같은 것을 일명 산성체질이라고 부르기도 한다. 따라서 여기서 말하는 체질이란 유전학적 요인에서 출발하는 체질은 아니다. 대부분의 성인과 노인은 산성체질이라 생각해도 틀림없을 것이다.

체질을 말하려면 미네랄, 특히 칼륨 등의 미네랄이 중요한 인자가 된다. 특히 생체 내에서의 산－염기의 균형유지가 중요하다. 따라서 병의 원인이 되는 산성체질을 약알칼리성의 건강한 체질로 되돌리는 것이 가장 중요하다는 것은 말할 필요도 없다. 현대인이 고민하는 병은 외부에서 침입하는 병원균(germs)이 아니고, 체질이라는 내부 환경(inner terrain)에 기인하는 병이기 때문이다. 만일 여기에서 언급한 하나 또는 두 개의 문제점만으로 고통을 받고 있다면 내부 환경이 산성화되지 않을 가능성이 높다. 물론 인체가 산성화가 되었다고 해서 앞서 언급한 모든 문제점으로 고통받는 것은 아니다. 예를 들면 실제 습진이나 류마티스를 가지지 않고 건성피부나 관절통을 가질 수도 있다.

건강의 전반적인 상태(overall state of health)

- 에너지 저하 : 지속적인 피로, 활동력 감소, 수족의 무거운 감 등
- 체온 저하 : 추위를 자주 느낌, 격렬한 심부 내적 오한감 등
- 뼈의 탈칼슘화로 체중 손실
- 인체 방어력의 저하로 감염증에 잘 걸림

정신상태(mental condition)

- 의욕, 기쁨 그리고 열의 소실

- 슬픔, 암울한 생각, 우울 경향
- 신경과민 등

두부(head)

- 모세혈관 수축으로 심한 얼굴 창백
- 두통
- 눈물을 쉽게 흘리고 추위와 담배연기 등에 민감
- 결막염
- 각막과 눈꺼풀의 염증

구강(mouth)

- 타액의 산성화
- 치아 흔들거림
- 잇몸염증
- 구강궤양
- 입술 양쪽의 갈라짐
- 인후 및 편도 자극

치아(teeth)

- 뜨거운 것이나 찬 것, 산성식품에 민감

- 충치
- 치통
- 산성식품과 산성 타액으로 치아 공격, 혈액의 산성화

위(stomach)

- 과산
- 위산 역류
- 위통 및 위경련
- 위염
- 궤양

장(intestine)

- 산 배출을 위한 설사 발작
- 직장 열감
- 장 염증에 대한 소인(장염, 대장염)
- 간 기능 소진으로 인한 분변의 탈색
- 설사 경향
- 장경련 및 복통

신장 및 방광(kidneys & bladder)

- 산성뇨
- 방광 또는 요도의 열감과 자극
- 신 자극으로 인한 과잉 배뇨
- 신 결석, 방광결석

호흡기계(respiratory system)

- 콧물
- 추위에 대한 호흡기계의 과도민감성
- 오한을 잘 느낌
- 빈번한 감기와 기관지염
- 축농증
- 후두염
- 편도비대
- 알레르기 경향
- 자극에 의한 기침과 인후통

피부(skin)

- 산성 땀
- 건성피부

- 땀이 많이 모이는 무릎, 팔꿈치, 겨드랑이, 팔목 주의, 손목 시계줄 밑, 눈, 입, 항문, 질과 같은 기구부 주위의 붉은 반점 및 자극
- 피부 갈라짐, 손가락 사이와 손톱의 균열 생성
- 진균감염증
- 가려움
- 여드름
- 습진

손톱과 모발(nails & hair)

- 손톱이 얇아지고 갈라지며 쉽게 부서짐
- 손톱에 흰 줄 또는 반점이 보임
- 모발 끝이 갈라지고 눈에 띄게 빠짐

근육(muscles)

- 하지경련 및 경축
- 목 경직 및 몸살
- 목덜미와 어깨가 굳거나 통증

골격과 관절시스템(skeletal & joint system)

- 골격의 칼슘 및 미네랄 결손
- 골다공증
- 골절 경향(예 : 히프 골절)
- 관절염
- 류마티스
- 좌골신경통
- 디스크 탈출
- 요통
- 통풍

순환기계(circulatory system)

- 저혈압
- 순환 불량
- 심박동수 증가

내분비계(endocrine glands)

- 분비샘의 소진 및 기능 불량
- 갑상선 기능 항진 경향

성기간(genital organs)

- 산과 감염에 의한 성기의 염증(자궁과 여성 성기의 가려움증, 종창, 염증)
- 질 분비물 증가

신경계(nervous system)

- 인체 모든 부위의 통증에 대한 급성 민감증
- 불면증
- 신경염(테니스 엘보) 등

12. 피로와 산성도

피로의 주원인 중 하나는 혈액의 산성도 증가이다. 과도한 업무, 과식(특히 고기, 곡물과 같은 산 형성 식품의 과도한 섭취), 변비, 설사, 신장 문제 그리고 간 문제 모두가 혈액의 산성도를 증가시킨다. 이와 같은 혈액의 산성상태가 피로를 야기한다.

그 이유는 다음과 같다. 탄산가스(carbon dioxide)는 상이한 세포과정에 의해 끊임없이 생성되고 있다. 식품에 함유된 탄소(C)가 대사되어 산소와 결합함으로써 탄산가스를 형성한다. 이것은 세포사이액(intercellular fluids)과 혈액으로 확산되고 폐로 운반되어 폐포(alveoli)로 확산해 폐의 환기과정을 거쳐 대기로 배출된다. 그러나 탄산가스가 세포에서 대기로 통과되려면 수 분이 걸린다. 탄산가스는 즉시 제거되지 않고 용해된 탄산가스의 평균 1.2ml가 세포외액(extracellular fluids)에 정상적으로 존재한다. 이와 같은 탄산가스가 물과 결합하여 탄산(H_2CO_3)을 형성한다. 만일 탄산가스가 증가하면 탄산은 증가된다. 탄산의 수소이온이 호흡을 조절하는 연수(medulla oblongata)의 호흡중추에 직접 작용하여 호흡 속도의 증가를 야기한다. 그러나 이것은 혈액이 알칼리성일 때만 해당된다. 만일 혈중의 탄산가스가 과도 업무, 육류의 과도 섭취, 또는 혈액의 순환 불량의 결과로 너무 많이 증가되면 탄산가스는 혈액의 산성도의 농도를 증가시키고, 이와 같은 혈액의 산성도는 연수의 호흡중추에 손상을 야기하여 호흡을 저하시킨다. 호흡이 감소되면 흡입하는 산소의 양이 더 적어지고, 그 결과 세포대사에 필요한 산소의 양이 더 저하됨으로써 피로가 야기된다.

13. 산과 알칼리와
정신활동(mentality)

산성상태는 신경작용을 억제하고, 알칼리상태는 신경작용을 촉진한다. 알칼리 혈액상태에 있는 사람은 생각을 깊게 하고 결정을 잘 내릴 수 있다. 반면 산성혈액 상태에 있는 사람은 신속 명확하게, 단호하게 결정을 내리지 못한다. 따라서 명석한 두뇌 활동을 원한다면 알칼리 혈액상태를 항상 유지하는 것이 대단히 중요하다. 건강한 산－알칼리 비율은 육체적 건강뿐만 아니라 정신건강, 인식능 건강에도 큰 의미를 가진다.

식이는 혈액의 알칼리성을 유지하는 데 큰 도움을 준다. 그러나 하루 이틀에 결과를 나타내지 못하고, 효과를 나타내려면 오랜 시간이 걸린다.

14. 암은 산성조직이다

암세포의 산성 pH는 주위 혈액의 산소운반능력을 감소시킨다. 그리하여 조직은 암이 성장하기에 완벽한 상태인 다소 혐기성(anaerobic)이 된다. 인간은 호기성(aerobic)의 유기체다. 모든 세포는 조직에 산소가 적절히 포화될 때 번성한다. 건강한 세포와 암세포 간의 현저한 차이점 중 하나는, 암은 혐기성 세포로서 산소가 없을 때에 식품을 대사시키기보다는 발효를 통하여 삶을 유지한다는 점이다. 따라서 암의 주원인은 당을 발효시킴으로써 정상적인 인체세포의 산소호흡을 대체하는 것이다.

인체세포는 생명을 지탱하기 위하여 약알칼리성인 체액으로 둘러싸여있다. 만일 조깅을 하거나 심한 운동을 하면 숨이 차고,

피로하고, 근육이 뻣뻣해진다. 이것은 포도당의 불완전연소로 인하여 젖산(lactic acid)의 생성과 축적의 결과이다. 다시 말하면 심한 운동상태 하에서 인체는 포도당을 대사시킬 수 있는 충분한 산소를 얻을 수가 없다. 이때 혈액의 pH는 정상적인 7.3~7.4인 대신에 약 7.26~7.27이 된다. 약간의 변화지만 혈액은 산성 상태로 접어들었다고 볼 수 있다. 이와 같은 종류의 산성도는 인체의 완충시스템에 의해 교정되어 강산을 약산으로 변화시켜 호흡으로 발산, 탄산가스(CO_2)로 제거한다.

만일 인체의 세포외액의 상태, 특히 혈액이 산성이 되면 육체적 상태는 먼저 피곤함이나 감기에 쉽게 걸리는 등의 증후를 나타낸다. 이와 같은 체액이 더욱 산성화되면 인체의 상태는 두통, 흉통, 위통 등과 같은 고통과 통증이 나타난다.

《암의 숨겨진 진실(Hidden Truth of Cancer)》의 저자인 게이이치 모리시타에 의하면 혈액이 더욱 산성으로 진전되면 인체는 혈액의 알칼리상태를 유지하기 위해 특정 부위에 과잉의 산성 물질을 불가피하게 저장시킨다. 이와 같은 경향이 지속됨에 따라 이 부위는 산성도가 증가하여 어떤 세포는 사망한다. 그렇게 되면 이 죽은 세포는 스스로 산으로 변한다. 그러나 어떤 세포는 이런 환경에 적응할 수가 있다. 다시 말하면 정상세포가 산성 환경에서 사망하는 것과 달리 어떤 세포는 비정상적인 세포가 됨으로써 생존할 수가 있다는 것이다. 이와 같은 비정상적인 세포를 악성세포(malignant cells)라 한다. 악성세포는 뇌기능에 따르지 않고 인체 고유의 DNA 기억암호에도 반응하지 않는다. 따라서 악성세포는 무질서하게 무한적으로 성장한다. 이것이 암이다.

체액의 산성상태를 야기하는 빈번한 방법 중 하나는 지방의 과도한 소모이다. 지방은 물에 녹지 않기 때문에 지방 식품을 늘 과도하게 소모하면 용해되지 않은 지방덩어리가 동맥과 모세혈관에 떠다니게 된다. 이런 지방덩어리가 모세혈관을 막히게 하면 영양소와 산소의 공급이 중단된다. 영양소와 산소의 공급이 중단되면 막힌 모세혈관의 종말부에 세포의 사망이 야기된다. 죽은 세포는 산으로 변한다. 체액의 산성상태는 정상세포를 악성세포로 전환시킨다.

유방암과 대장암은 대개 지방의 과다소모에 의해 야기된다고 볼 수도 있다. 또한 단백질을 과도하게 소모하면 산성상태가 된다. 왜냐하면 과도한 단백질은 파괴되어 혈중의 요소 질소(urea nitrogen)를 생성하기 때문이다. 이와 같은 요소는 신장으로 하여금 알칼리 형성 미네랄(alkaline forming minerals)과 더불어 너무나 많은 물을 배설하게 한다. 따라서 단백질을 과도하게 소모하면 혈액의 산성상태를 야기한다. 체액의 산성상태를 야기하는

타 식품으로는 설탕, 흰쌀, 흰 밀가루, 화학적 식품첨가제, 의약품, 합성약물이다. 이와 같은 식품과 약물은 두 가지 방법으로 산성상태를 야기한다. 그 중 하나는, 그들은 각각 산 형성 원소를 함유하고 있고, 다른 하나는 그들 중 어떤 것도 알칼리 형성 원소로 평형을 유지하는 데 기여하지 않는다.

이러한 식품과 약물은 산을 생성할 뿐만 아니라 이것들이 생성하는 산을 중화하기 위해 인체의 알칼리 형성 원소를 소모해 버린다. 체액의 산성상태가 세포를 악성으로 만드는 원인은 무엇인가? 세포외액의 산성도는 뇌와 연결되어 있는 신경세포를 죽이고 세포내액의 산성도는 세포의 성장을 조절하는 세포핵에 손상을 야기하기 때문이다. 실제 백혈병 환자의 혈액에는 칼슘과 마그네슘 이온이 저하되어 있음이 발견되었다. 칼슘과 마그네슘의 양자 공히 알칼리 형성 원소이기 때문에, 이들 농도가 낮다는 것은 혈액의 산성상태를 나타내는 것과 동일한 의미다. 따라서 암의 진전을 예방하고 암의 성장을 중단하기 위해서는 설탕, 동물성 식품(생선 및 유제품 포함), 정제식품, 화학적 첨가제로 처리한 식품과 같은 산 형성 식품을 삼가고 알칼리 형성 식품인 야채와 해초 등을 먹거나 알칼리수를 마시도록 한다.

15. 산의 배출(Draining acids)

인체의 내부 환경의 산성화는 두 가지 요인이 있다. 하나는 산의 과잉섭취, 다른 하나는 산의 불충분한 제거다. 산의 제거를 담당하는 장기는 한편으로는 신장과 피부이고, 다른 한편으로는 폐이다. 산을 청소하는 청소부 장기 간에는 구별이 필요하다. 이들은 각각 다른 종류의 산을 다루기 때문이다. 피부와 신장은 요산, 황산 그리고 인산과 같은 강산(strong acids)을 제거한다. 이런 산은 주로 동물성 단백질로부터 나온다. 폐는 구연산, 피루빈산, 옥살산 그리고 기타의 약산(weak acids) 또는 휘발성 산(volatile acids)을 제거한다. 이들의 산은 탄산가스(CO_2)의 형태로 식물에서 유리된다.

(1) 신장을 통한 산 배출

신장은 약산을 배출할 수 있으나 강산의 처리를 전문적으로 하고 있다. 이와 같은 제거는 양이 한정되어 있다. 우선 노폐물은 혈액으로부터 여과되어야 한다. 그 다음 노폐물은 요로계의 점막에 손상을 야기하지 않도록 하기 위해 액체로 희석된다. 그후 노폐물은 방광으로 보내져 배뇨과정에 의해 인체에서 배출될 때까지 임시로 저장된다. 신장의 기능을 촉진시키는 일차적인 수단은 소모하는 액의 양을 증가시키는 데 있다.

만일 혈압이 여과압보다 더 크면, 혈액은 신장을 통해서 여과되며 산을 제거한다. 보통 때보다 물을 많이 마시면 혈액량이 증대되어 혈압이 더욱 높아진다. 예를 들면 혈압을 증대시키는 커피는 배뇨를 증가시키고, 두려움을 느끼는 등의 자극을 통해 아드레날린이 분비될 때에도 혈압을 증대시키기 때문에 배뇨의 필요성을 촉진한다.

따라서 하루의 일과 중 충분한 물을 마시는 유효한 방법은 매 배뇨 시 물을 마시는 것이다. 왜냐하면 배뇨 후 바로 물을 마시면 인체의 체액 농도를 다시 내용성 역치(tolerance threshold) 이상으로 올려줌으로써 자동적으로 새로운 제거주기가 유발되기 때문이다.

인체를 순환하는 체액의 양은 독소의 제거를 촉진한다. 물의 충분한 섭취는 소변이 과도하게 농축되지 않고 무수한 산과 염을 쉽게 희석 운반할 수 있게 돕는다. 알칼리수는 칼륨, 칼슘 그리고 마그네슘과 같은 알칼리 미네랄을 함유하기 때문에 혈액의 모든 산을 청소할 뿐만 아니라 심부조직에 내재되어 있는 산을 혈액으로 이동시켜 신장으로 운반한다. 그 결과 인체의 전체 내부 환경을 깨끗하게 한다.

(2) 피부를 통한 산 배출

신장과 마찬가지로 땀샘도 인체로부터 강산을 제거할 수 있다. 땀샘은 인체에 약 2백만 개가 존재한다. 땀샘은 혈액에 의해 운반된 산과 독소를 여과하여 인체의 표면으로 보내 물(땀)로 희석한다. 이와 같은 노폐물을 운반하는 혈액은 극히 미세혈관인 모세혈관으로 순환한다. 따라서 발한(perspiration)은 피하의 혈액순환이 양호한 경우에만 충분히 야기된다. 이것은 육체적 운동, 사우나 그리고 따뜻한 물로 하는 목욕에 의해 촉진될 수 있는데 열이 모세혈관을 확장시켜 혈액순환의 속도를 증대시키기 때문이다. 또한 육체적 운동은 근육을 수축시켜 혈액순환을 촉진한다.

정상적인 환경 하에서 피부는 1일 1~1.5리터의 땀을 분비한다. 사람들은 땀이 즉시 증발하기 때문에 이것을 잘 느끼지 못한다. 좌업생활을 하는 사람들은 1일 0.5리터 정도 땀을 흘리기 때문에 피부를 통한 산의 제거는 최소량에 가깝다. 피부를 통한 불충분한 산의 제거는 알칼리수 섭취와 운동 그리고 사우나를 통해 교정될 수 있다.

(3) 폐를 통한 산 배출

인체에서 산성 노폐물을 제거하는 데 이중역할을 하는 폐는 휘발성 산이 산화될 수 있도록 조직에 산소를 공급한다. 산소가 호흡기계를 채우는 데는 충분하지 않다. 왜냐하면 산소는 산성 노폐물의 산화가 일어날 수 있도록 혈류에 의해서 조직으로 운반되어야 하기 때문이다.

또 다른 역할로서 산은 탄산가스(CO_2)의 형태로 호흡기계에 의해 제거된다. 조직에서 생성된 탄산가스는 액상으로 존재하며, 이것은 폐로 운반되어 인체가 제거할 수 있는 충분한 양을 배출할 수가 있다. 일반적으로 활동의 속도 또는 섭취한 음식의 양이 클수록 인체의 산소 요구도는 더욱 커진다. 만일 요구도를 충족시킬 수 있는 충분한 산소를 얻을 수 없으면 인체는 산화가 불량하여 산의 축적이 증가된다. 더구나 내쉬는 공기의 양이 감소되면 제거할 수 있는 탄산가스의 양도 저하된다. 그 결과 인체는 약산(weak acids)에 의한 산성화가 된다. 물론 인체의 산성화는 끽연 시 더욱 커진다. 끽연은 산소의 섭취를 감소시켜 조직에서 산의 산화도 감소될 뿐만 아니라 폐를 경화시켜 탄산가스의 제거도 감소된다. 더구나 신경계를 끊임없이 자극함으로써 담배는 인체의 스트레스상태를 야기해 그 결과로 많은 산이 생성된다. 끽연에 의한 인체의 산성화가 더 많을수록 끽연자는 더욱 피곤해져서 다시 담배를 피우고 싶은 충동이 커진다. 이때 알칼리 미네랄수 등으로 인체의 내부 환경을 알칼리로 전환시키면 담배의 충동이 저하되기 때문에 끽연자로 하여금 담배를 피우는 습관을 버릴 수 있게 하는 수단이 될 수 있다. 육체적 활동은 들숨과 날숨을 더 많이 촉진하기 때문에 모든 유산소운동(걷기, 조깅, 자전거 타기 등)은 산을 배출시키는 데 큰 도움이 된다. 매일 운동을 하면 인체가 생산하는 휘발성 산을 산화시키고 제거를 촉진하기 때문에 가장 효율적인 방법으로 볼 수 있다.

약산의 제거는 강산의 제거보다 훨씬 더 쉽다. 강산은 1일 일정한 양으로 신장에 의해서만 제거되나 약산의 노폐물은 1일 한도가 없어 빠른 제거가 가능하다. 약산은 1일 중에 발생하는 산소포화(oxygenation)에 비례적으로 제거가 가능하다.

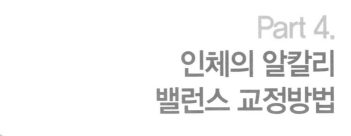

Part 4.
인체의 알칼리
밸런스 교정방법

1. 알칼리 보충제(Alkaline supplements)의 필요성

알칼리 식이(alkaline diet)를 섭취하면 인체의 산의 농도는 감소하고 산성화 과정을 중단시킬 수는 있으나, 식이만으로는 인체의 내부 환경으로부터 과잉의 산을 완전히 제거하기에는 불충분하다. 따라서 식이를 개선하더라도 알칼리 보충제의 보강이 필요하다. 산성화로 고통받는 사람들의 가장 큰 문제점은, 예를 들어 혈류를 순환하는 산이 아니고, 내부의 심부조직에 축적되어 있는 농축된 산이다. 문제는 어떻게 하면 이와 같은 산을 우선 제거하느냐이다.

혈액은 대량의 산을 함유하지 못한다. 혈액의 pH는 좁은 범위 내에서 유지되어야 하기 때문에 인체는 가능한 신속하게 혈류로부터 산을 제거하려고 한다. 인체의 완충 시스템에 의한 산의 중화 이외에 인체는 산을 처리하기 위하여 두 가지의 다른 수단을 가지고 있다. 가장 유익한 첫 번째 방법은 소변과 땀을 통해 산을 제거하는 것으로, 이 방법은 혈액의 건강한 pH농도를 위험하게 변화되지 않도록 한다. 불행하게도 축적된 산의 양을 적절하게 처리하기 위해서는 피부와 신장의 능력을 종종 벗어나기도 한다. 따라서 인체는 혈액의 pH의 완전성을 보호하기 위해 제2의 방법을 사용하지 않을 수가 없다. 이 방법은 산의 제거 장기가 아닌 조직으로 산을 보내는 것인데, 조직은 혈액보다 pH농도의 변동에 더 잘 견딜 수 있기 때문이다.

또한 생활양태 및 식이가 고도로 산성화를 야기하는 사람과 산을 처리하는 데 대사적으로 부족한 사람의 경우에는 이와 같은 억제과정이 동일하게 적용된다. 따라서 산을 새롭게 섭취할 때마다 이전의 산을 조금 더 심부의 조직으로 이동시키기 때문에 축적되는 산의 양은 상당히 많다. 인체는 탈산(deacidifica-tion)시키거나 또는 산성화된 내부 환경을 교정하려면 아주 대량의 산을 중화시키거나 제거할 필요가 있다. 이와 같은 모든 축적된 산, 즉 인체의 독소를 제거하기 위해서는 집중적이고 지속적인 기간 동안 피부 및 신장을 자극함으로써 세척(cleansing)을 하면 될 것으로 생각된다. 그러나 불행하게도 이것은 경우가 맞지 않는다. 왜냐하면 조직에 내재되어 있는 산이 피부와 신장에 도달하기 위해서는 먼저 혈류에 유입되어야 하고, 그렇게 되면 산이 신장과 피하의 여과시스템으로 운반된다. 여기에는 더 어려운 점이 있다. 혈액은 한 번에 많은 양의 산을 받아들일 수가 없다. 혈액의 정상적인 pH농도에 너무 큰 편차가 야기되면 인체기능을 순조롭게 유지할 수가 없고, 심지어는 전신의 생존에도 영향을 미칠 위험이 있기 때문이다. 따라서 혈액은 한 번에 단지 최소량의 산만을 수용할 수밖에 없다. 그리고 혈액은 과잉 산의 유입을 억제하기 때문에 피부와 신장을 통하여 산을 제거할 가능성을 강력하게 저하시킨다. 이와 같은 상황을 해결하기 위해서 산은 그 특성을 상실한 변형된 형태로 혈액에 유입되어야 한다. 즉, 알칼리 물질(alkaline substance)을 추가하면 중성염(neutral salt)을 얻을 수 있다. 잘 알다시피 산과 알칼리가 결합하면 중성염을 형성한다.

인체에서 제거하고자 하는 각각의 산을 중화하기 위해서는 이와 상응하는 알칼리성 물질을 필요로 한다. 그러나 제거 경로는 이와 같은 물질을 공급하지 않는다. 알칼리 식품에 의해 제공된 알칼리 물질은 엄격한 식이를 고수하더라도 종종 부족하다. 또한 식이에 변화를 주기 시작하고서 실제적인 몸의 변화를 느끼기까지 많은 시간(수 년)이 소요된다. 식이의 변화를 통해서는 이전에 축적된 산을 처리하는 것이 아니고, 주로 알칼리성 물질에 대한 인체의 현재 요구도를 취급하는 것에 의미를 두어야 한다. 따라서 인체가 식품을 통하여 섭취하는 것 이외에 알칼리성 물질을 제공하는 것이 필수적이다. 이것은 인체에 의해 쉽게 융합할 수 있는 형태로 칼슘, 칼륨, 마그네슘 그리고 기타 주요 알칼리성 미네랄을 함유한 제제인 알칼리 보충제로 해결이 가능하다. 이와 같은 알칼리 보충제를 규칙적으로 섭취하면 인체의 노력을 지원하고 탈산과정을 크게 촉진한다. 알칼리 보충제는 또한 인체에서 과잉의 산에 의해 야기된 고통스러운 증상과 유해한 질병을 경험하는 환자에게 더욱 신속한 경감을 제공한다.

알칼리 보충제의 덕택으로 이와 같은 질환은 종종 아주 단기간 내에 감소될 수 있다. 증상 및 표면적 장해가 소실된다는 것은 인체에서 모든 산이 제거되었다는 것을 의미하지는 않는다. 산은 더욱 심부조직층(deeper tissue layers)에 아직 남아있으며, 산의 농도 감소는 산의 존재로 야기되는 경미한 문제점이 초기에 소실된다. 이 이후에 만일 이와 같은 종류의 알칼리 보충제의 요법을 충분기간 유지하면 내부 환경은 축적된 모든 산이 제거되어 인체의 정상기능을 회복할 수 있다. 이와 같은 방법으로 완전 건강상태에 도달하면 알칼리 보충제를 섭취하지 않고도 단순히 적합한 식이와 적절한 생활양태로 건강이 유지될 수 있다.

현재 수십 종 이상의 상이한 종류의 알칼리 보충제가 시판되고 있다. 이런 많은 종류의 알칼리 보충제의 증가는 산-알칼리 불균형으로 야기된 건강 문제에 대한 대중들의 인식이 증대되는 것에 기인한다. 이와 같은 다양성은 큰 장점을 제공한다. 이런 보충제는 기본적으로 비슷할지라도 제품 간의 차이와 개별적 특성에 맞추어 사용함으로써 다수의 개인적인 요구도에 부응할 수 있기 때문이다. 현재 미국에서 시판되는 12종의 알칼리 보충제를 열거하면 〈도표 11〉과 같다.

〈도표 11〉 미국 내 시판중인 알칼리 미네랄 보충제의 미네랄 함유 여부

제품	Ca	K	Mg	Fe	Mn	Na	Si
Alcabase	•	•	•	•	•	•	
Alkala	•	•			•	•	
Basin	•	•	•	•	•	•	
Basinette	•	•	•	•	•	•	
Equilibre -vital	•	•	•	•	•	•	
Erbasit	•	•	•	•	•	•	•
Flugge	•		•			•	•
Megabse	•	•	•			•	•
Nimbasit	•	•	•	•	•	•	•
Rebasit	•	•	•	•	•	•	•
Sanarter Basic	•	•	•	•	•		•
Somona	•		•	•	•		•

알칼리 보충제의 성분

대부분의 알칼리 보충제는 다섯 종류의 알칼리 미네랄, 즉 칼슘, 칼륨, 마그네슘, 철분 그리고 망간을 함유하고 있다. 알칼리 미네랄은 인체가 낮에 섭취한 산을 제거하는 데 도움을 줄 뿐만 아니라 더욱 중요한 인체 심부조직에 축적된 산의 제거를 촉진한다. 칼슘의 pH는 12, 마그네슘의 pH는 9, 칼륨의 pH는 14, 나트륨의 pH는 14이다. 인체의 완충시스템은 이와 같은 모든 미네랄을 사용한다. 이들 각각의 미네랄은 보충제에 포함되어야 하는 특이한 이유를 가지고 있다.

2. 5가지의 염기
미네랄(Five Base Minerals)

(1) 칼슘(알칼리 형성 원소)

칼슘(Ca ; Calcium)은 인체에 가장 많이 존재하는 미네랄이다. 칼슘은 주로 골격에서 발견되나 많은 타 조직에도 필수불가결한 성분이다. 칼슘의 약 99%는 뼈와 치아에 존재하고, 나머지 1%는 혈액에서 순환하여 근육수축, 심장수축 그리고 신경신호의 전달을 조절하는 중요한 기능을 수행하고 있다.

혈중 칼슘농도는 혈장 100ml당 10mg으로서 상당히 일정한 농도를 유지하고 있다. 만일 요구도 증가 시 빠져나간 칼슘이 대체되지 않으면 뼈는 칼슘이 부족하게 된다. 문제는 만일 충분한 식이성 칼슘을 섭취하지 않으면 인체는 혈중의 칼슘농도를 유지하기 위하여 뼈로부터 칼슘을 보충하게 된다. 그 결과 골다공증이 야기된다.

(2) 칼륨(알칼리 형성 원소)

칼륨(K ; potassium)은 체액 밸런스를 유지하고, 근육의 수축을 도우며, 신경자극을 보내고, 식품으로부터 에너지를 유리하는 미네랄이다. 칼륨은 혈압, 신경근육기능 그리고 산성도를 조절하는 데 필요하다. 따라서 인체는 양호한 건강을 유지하기 위해 나트륨과 칼륨을 필요로 한다. 이들은 양자 공히 인체 세포에서 체액의 유출입을 조절하는 데 도움을 준다. 나트륨과 칼륨은 화학적 속성은 동일하나, 인체 내에서 그들이 존재하는 위치는 다르다.

나트륨은 세포외액에 주로 존재하고, 소량만이 세포 내에 있다. 칼륨은 대개 세포내액에 있으며 아주 소량이 세포외액, 즉 체액에 존재한다. 따라서 나트륨과 칼륨은 세포와 체액 간 물의 정상적인 균형을 유지하는 데 중요한 역할을 한다. 즉, 체액의 나트륨 함량이 저하되면 체액으로부터 세포로의 이동이 일어나고, 나트륨이 증가되면 세포로부터 체액으로 물이 이동된다. 따라서 나트륨 및 칼륨은 세포내액과 세포외액에서 중요한 구성성분이다.

연구에 의하면 대부분의 성인은 과잉의 나트륨을 소모하고 있는 반면, 칼륨을 충분히 소모하지 않는다는 사실이 나타났다. 그 이유는 가공식품 및 패스트푸드는 나트륨의 함량이 높고 과일과 야채는 칼륨을 높게 함유하고 있기 때문이다. 일반적으로 평균 현대인의 식이에는 과일과 야채가 결핍된 편이다.

(3) 마그네슘(알칼리 형성 원소)

마그네슘(Mg ; Magnesium)은 인체 내에서 어떤 화학반응의 촉매제로 작용한다. 인체에서 300종 이상의 상이한 효소반응을 도와줌으로써 근육경축, 심장마비 그리고 심장질환의 예방에 도움을 주고 혈압저하 작용과 천식을 경감한다. 특히 근육조직은 칼슘보다 마그네슘을 더 많이 함유하고, 혈액은 마그네슘보다 칼슘을 더 많이 함유하고 있다. 또한 마그네슘은 주로 세포 내 이온으로 모든 조직에 분포되어 있다. 마그네슘은 신경계의 진정 효과와 면역시스템의 자극 효과로 널리 알려져 있다.

(4) 철분(알칼리 형성 원소)

철분(Fe ; Iron)은 혈액에서 산소를 운반하는 데 필요하다. 이것은 산을 대사시키는 데 장해가 있는 사람에게 아주 중요하다. 왜냐하면 이들은 휘발성 산을 적절하게 산화시킬 수 없기 때문이다. 야채는 철분의 양호한 공급원이다.

(5) 망간(알칼리 형성 원소)

망간(Mn ; Manganese)은 수많은 생화학적 반응에서 촉매제로 작용한다. 만일 이와 같은 미네랄이 최적의 혜택을 가지고 있다면 병용 시 각각 미네랄의 비율을 주의 깊게 선택하는 것이 아주 중요하다.

실제 알칼리 보충제의 상이한 제품마다 미네랄의 성분이 약간씩 차이를 나타낸다. 즉, 어떤 제품들은 앞에서 언급한 다섯 가지의 미네랄을 모두 함유하고 있지 않다. 예를 들면 〈도표 11〉의 'Alkala' 제제는 철분, 마그네슘, 또는 망간을 함유하지 않는다. 'Flugge' 염기합제는 칼륨과 철분이 빠져있다. 'Megabase' 합제는 철분과 망간이 함유되어 있지 않다.

(6) 나트륨의 존재 유무

나트륨은 1일 기준으로 대부분의 사람들에게 대량으로 섭취되는 미네랄이다. 이는 염화나트륨(NaCl)의 형태로 보통 소금의 성분이다. 소금의 주요 작용은 조직에서의 수분저류이다. 소금 1g은 수분 11g을 보유한다. 따라서 과잉의 나트륨은 발목이나 손가락이 붓는 것처럼 전신 혹은 국소의 부종을 야기한다. 만일 조직이 붓게 되면 혈압이 위험하게 높아져서(고혈압) 심장에 긴장을 주기 때문에 피로를 야기한다. 그리고 신장도 과잉업무로부터 조기에 악화될 수가 있다. 왜냐하면 신장은 과잉의 나트륨을 제거하기 때문이다.

조직에 과잉의 나트륨은 소금의 섭취를 줄이거나 나트륨의 길항제(반대작용을 하는 물질)인 칼륨의 섭취를 증가시킴으로써 교정할 수 있다. 앞의 도표 11에서 언급한 알칼리 보충제 가운데 'Snarter Basic' 과 'Somona', 이 두 가지 제제는 나트륨을 함유하지 않고 있다. 실제 산을 중화하는 데는 동일한 효과를 나타낼지라도 이들 두 가지 제품은 수분저류, 부종, 또는 심장 문제나 신장 문제로 고통받는 사람들이 탈산을 원하고자 할 때 특별하게 추천할 수 있다.

반면 나트륨을 고농도로 함유하는 'Rebasit' 제제는 앞에 언급

한 사람에게는 부적합하나, 저혈압을 가진 사람이나 활력과 근
긴장도가 부족한 사람에게는 추천할 수 있다.

3. 알칼리 보충제의 용량

대부분의 요법제와 달리 알칼리 보충제는 고정된 용량을 지시하는 법은 없다. 용량은 항상 개인에 따라 좌우된다. 그러나 올바른 용량을 결정하기 위해서는 소변의 pH 수치가 7~7.5 사이에 도달할 수 있도록 알칼리 보충제를 섭취하는 것이 근본적으로 중요하다. 대부분의 사람들은 이와 같은 경험의 법칙을 무시하거나 또는 알지 못하기 때문에, 이와 같은 요법으로부터 최대의

> **Tip**
> **알칼리 보충제의 용량**
> 소변의 pH 수치 7.0~7.5 사이 도달이 목표.
> 한 달에 한 번, 하루 이틀에 걸쳐 소변의 pH를 측정하여 7.0보다 수치가 낮을 경우 알칼리 보충제의 용량을 늘린다.

혜택을 얻지 못한다. 알칼리 보충제를 섭취하는 이유는 인체 조직에 포화되어 있는 산을 중화하기 위하여 1일 알칼리 보충제를 인체에 공급하는 데 있다.

만일 용량이 인체의 요구도를 충족시키기에 너무 낮으면 산의 중화가 아직도 야기된다. 또한 치료는 훨씬 더 오래 걸리고 결코 완전할 수가 없다. 왜냐하면 인체는 심부조직에 있는 산을 해독하기 위하여 아직도 충분한 알칼리 물질이 결여되어 있기 때문이다. 알칼리 보충제를 함유하는 요법의 목적은 표면의 산(surface acids)을 중화하고 제거할 뿐만 아니라 인체 내부 환경의 심부에 축적된 산을 제거하고 중화시킨다. 그러면 모든 산이 제거되고 최적 건강이 회복될 수 있다. 이것이 단순히 표면적인 증상의 개선이 아닌 진정한 치유다.

실제 진정한 본연의 건강상태는 표면의 증상이 아니고 산의 노폐물로 포화되어 있는 인체 내부 환경의 독성상태를 제거하는 데 있다. 알칼리 보충제의 요법이 진행됨에 따라 인체에 축적된 산은 중화되고 제거된다. 산의 농도가 점차적으로 감소함에 따라 그들을 중화시키는 알칼리 제품에 대한 인체의 요구도 또한 감소한다. 따라서 소변의 pH 수치는 한 달에 한 번씩, 1일 또는 2일에 걸쳐 측정하는 것이 좋다. pH 수치가 7~7.5 사이를 나타내는 한 현재의 용법대로 알칼리 보충제를 계속 섭취한다. 만일

pH가 7 이하를 나타내면, 만약 6.5 또는 그 이하인 경우에는 용량을 증가시킨다.

4. 알칼리 보충제의 치료기간

알칼리 보충제 요법은 인체가 내부 환경의 산 독성화를 제거하기 위하여 그들을 필요로 하는 한 실시할 수 있다. 통상 산성화의 정도에 따라 6개월부터 2년까지 지속할 수 있다. 이 기간은 긴 것처럼 보이나 인체는 어떤 건강 문제가 나타나기 전에 수년 동안 산의 노폐물을 축적해왔다는 것을 생각하면 아주 짧은 기간이다.

그러나 알칼리 요법으로 얻은 모든 것을 보존하기 위해서는 알칼리 식이(alkali diet)는 계속되어야 한다. 만일 알칼리 식이를 중단하면 인체의 산성화가 새롭게 야기되어 이전의 건강 문제가 다시 나타날 수 있다.

5. 알칼리수의 pH 비교

미국에서 시판되는 대표적인 최고의 제품 pH 수치는 다음과 같다.

〈도표 12〉 미국 내 시판 생수의 산알칼리도

아주 알칼리성 9+	
Evamore	9.0
Trinity Springs Geothermal	9.0

알칼리성 8.5~9.0	
Abita Springs	8.2
Deer Park	8.05

약알칼리성 7.5~8.0	
Highland Spring	7.8
Mountain Valley Spring Water	7.62

중성 7.0~7.5	
Evian	7.2
Fiji	7.5

약산성 6.5~7.0	
Voss	6.5
Ice Mountain	6.98

산성 6.0~6.5	
Badoit	6.0
Harghita	6.2

아주 산성 5.5~6.0	
Gerolsteiner	5.9
Remlosa	5.6

6. 알칼리수 섭취의 당위성

　과잉의 산성도(excess acidity)는 인체의 모든 시스템의 약화를 초래한다. 따라서 인체는 이와 같은 과잉의 산을 중화(또는 완충)하여 인체로부터 안전하게 제거하기 위해 중요한 장기와 뼈에서 칼슘, 마그네슘, 나트륨 그리고 칼륨 등을 차용한다. 그 결과 인체는 고도의 산성도로 인하여 수년 동안 검출되지 않는 상태로 중증 그리고 지속적인 '부식작용(corrosion)'으로 고통받을 수 있다. 이것은 사실상 우리가 살고 있는 생활방식, 우리의 식습관 그리고 우리가 사는 환경 때문에 현대사회의 모든 이들에게 이와 같은 영향을 미친다. 그 결과 인체가 질병을 저항하는데 필요한 정상적인 인체기능을 허용하는 pH의 균형 환경에 반하여 질병이 쉽게 발현할 수 있는 내부 환경이 초래될 수 있다.

만일 우리가 건강한 인체를 가지고 있다면, 긴급한 요구를 충족시킬 수 있는 충분한 알칼리 예비량(alkaline reserve)을 유지할 수 있다. 그러나 과잉의 산이 지속적으로 중화되어야 한다면 알칼리 예비량은 고갈되고 인체는 약화되어 질병에 잘 걸리기 쉬운 상태가 된다.

인체는 산의 노폐물을 통상의 방법으로 단순하게 다루지 않고 있다. 연구에 의하면 인체가 처리해야 되는 적은 양의 산과 노폐물도 인체의 주요한 필수 해독 장기인 신장과 간의 전략적인 예비량을 보호하기 위하여 격렬한 전쟁양상의 조치를 취한다는 사실이 밝혀졌다. 또한 임상결과 인체는 산을 신장과 간을 통해 제거하기보다는 오히려 지방 침적물(fatty deposits)에 비축시킨다는 것을 알게 되었다. 왜냐하면 인체는 신장과 간이 과잉의 산에 의해 파괴되는 것을 막아주는 무한한 지혜를 가지고 있기 때문이다.

물론 그 대신 막대한 손실이 수반된다. 즉, 비만, 면역 저하, 에너지 부족 그리고 수많은 산 연관질환인 암, 당뇨병, 골관절염 그리고 기타 더 많은 질환에 걸리기 쉽게 된다. 결국 인체의 과도 산성화(over-acidification)는 생명 자체에 손상을 입혀서 사실상 모든 질병을 야기한다.

최근 Theodore A. Baroody 박사는 그의 유명한 저서인《알칼리화를 할 것인가 아니면 죽을 것인가(Alkalize or Die)》에서 "문제가 되는 것은 수많은 질병의 이름이 아니고, 이들 질병 모두 동일한 원인은 인체조직에 너무나 많은 산에 기인한다"고 말하고 있다. 따라서 "우리가 걱정해야 할 것은 병균이 아니고, 인체의 내부 환경이다(It is not the germs we need to worry about. It is our inner terrain)."

알칼리수는 칼슘, 칼륨 및 마그네슘 등 알칼리 미네랄을 함유하고 있기 때문에 산성의 내부 환경을 정상화하는 데 도움을 준다.

7. pH의 진정한 위력

만일 어떤 물질이 pH 7에서 pH 8로 변화되면 이것은 10배나 더 알칼리(alkaline)로 된다. 이와 반대로 만일 중성(neutral)의 pH 7에서 pH 6으로 변한다면 10배나 더 산성(acidic)이 된다. 예를 들면 사람들에게 인기 있는 음료인 콜라(콜라의 주 성분은 인산이다)는 pH가 2.5로 중성의 물(pH 7)보다 거의 50,000배나 더 산성이기 때문에 콜라 한 잔의 소모를 중화하기 위해서는 32잔의 중성의 물이 필요하다.

만일 혈액의 정상 pH가 7.365로부터 7.0으로 변한다는 것은 혈액이 갑자기 원래보다 약 4배나 산성이 된다는 것을 의미한다. 이렇게 되면 인간은 자기 자신의 혈액의 독성으로 사망하게 된다. 이와 같은 이유 때문에 모든 인체 시스템은 혈액의 pH교정을 지원하기 위하여 사용되고 있다.

실제 인체의 혈액 pH는 대낮의 매 시간마다 식품, 음료, 스트레스, 대기오염, 운동 등의 무수한 사건에 의거 영향을 받을 수가 있다는 것을 이해할 수가 있다. 이와 반대로 명상, 알칼리 수를 마시는 것, 심호흡, 심지어 행복감을 느끼는 것 등은 혈액의 pH에 유익하게 작용한다. 따라서 인체 내부의 환경을 변화시킴으로써 자체 치유가 가능하다.

8. 알칼리수와 위산

알칼리수의 유효성에 대한 질문 가운데 가장 큰 의문은 '고도의 산성인 위(stomach)에 도달하면 알칼리수는 어떻게 되느냐?' 이다.

음식을 소화하고 그리고 음식과 수반되어 들어오는 세균과 바이러스를 죽이기 위해 위의 내부는 산성으로 되어 있다. 위의 pH 수치는 약 4 정도로 유지되고 있으며, 우리가 음식을 먹고 물(특히 알칼리수)을 마시면 위 내의 pH 수치는 올라간다. 이렇게 되면 위에서 자동 조절기전(feedback mechanism)을 통해 이것을 감지하여 위벽에 더욱 많은 위산을 분비하도록 명령을 내리면 위의 pH 수치는 다시 산성인 4로 되돌아온다.

우리가 더 많은 알칼리수를 마시면 위의 pH 수치를 유지하기 위하여 더 많은 위산이 분비된다. 그러나 위벽이 어떻게 위산(HCl)을 만드는가를 이해하면 의문이 풀릴 것이다. 인체에는 위산을 함유하는 주머니는 없다. 만일 있다면 타서 구멍이 날 것이다. 위벽의 세포는 필요에 따라 즉각적으로 위산을 분비하지 않으면 안 된다. 위산(HCl)을 만드는 위세포의 성분은 탄산가스(CO_2), 물(H_2O) 그리고 염화나트륨(NaCl) 혹은 염화칼륨(KCl)이다.

> **Tip**
> NaCl + H_2O + CO_2 = HCl(위산) + $NaHCO_3$(중탄산소다)
> 또는 KCl + H_2O + CO_2 = HCl(위산) + $KHCO_3$(중탄산칼륨)

즉, 위산(HCl)을 만드는 부산물인 중탄산소다 또는 중탄산칼륨은 혈류(blood stream)로 들어간다. 이와 같은 중탄산염이 혈중에 과잉의 산을 중화시키는 알칼리 완충제(alkaline buffers)로 작용한다. 이들은 고형의 산 노폐물(solid acid wastes)을 액체형으로 녹여준다. 이들이 고형의 산 노폐물을 중화시킴에 따라 생기는 여분의 탄산가스는 폐를 통해 배출된다.

인체가 늙어감에 따라 이와 같은 알칼리 완충제가 저하되는데 이 현상을 산혈증(acidosis)이라고 한다. 이것은 우리 인체가 산성 노폐물을 더 많이 축적함에 따라 자연적으로 발생한다. 따라서 노화과정과 산의 축적 간에는 연관성이 있다. 위의 pH 수치만 보았을 때는, 알칼리수는 인체의 혈류에 결코 도달할 수 없는 것처럼 보인다. 그러나 인체 전체의 측면에서 보게 되면 알칼리수를 마실 경우 알칼리성을 유지할 수가 있다. 그 결과 인체의 세포는 약알칼리성이 된다.

9. 알칼리수와 물분자 집단

화학자들은 H_2O의 구조식을 가진 작은 분자를 발견했을 때부터 물을 예측하기 힘든 독특한 속성을 가진 진귀한 물질로 오랫동안 인식하여 왔다. 이와 같은 물의 특수한 속성은 종종 '클러스터(clusters)' 로서 기술되는 계속 변화하는 단명의 중합체 단위를 형성하는 물분자의 경향에서 유래한다. 이들 물분자 집단은 그 본성이 물리적이라기보다는 개념적이다. 왜냐하면 물분자 집단은 1조분의 1초 가량 일시적으로 존재하기 때문에 직접적으로 그 속성이 관찰되지 않기 때문이다. 기존의 견해는 아직도 물은 $(H_2O)n$의 중합체(polymers)의 혼합물로 다양한 가치를 가지고 있다고 믿고 있다. $(H_2O)n$은 H_2O분자가 n개의 개수만큼 모여

있는 것을 뜻하며, n의 범위는 3에서 60 정도이다. 가장 단순한 물은 2량체(dimer)인 $(H_2O)_2$이다.

클러스터는 때로는 '아름다운 별 모양의 분자'로 기술되고 있으며, 눈송이 모양의 그림으로 나타내기도 한다. 이것은 소위 '육각수(hexagonal water)'로 불리기도 한다.

일반적으로 젊을 때는 물분자 집단으로 충만하나, 나이가 늘어감에 따라 물분자 집단은 물리적으로 타 분자구조와 결합하게 되어 세포막을 자유롭게 이동할 수 없게 된다고 한다.

클러스트는 세포막을 통하여 물과 노폐물을 운반하는 데 필수적이며 '세포의 물 친화력(cellular hydration)'을 더욱 용이하게 촉진시켜 인체로부터 독소를 더 많이 제거해준다는 설이 있다. 또한 다양한 순도 상태의 물분자를 20,000배의 전자현미경으로 확대한 사진으로 물을 비교한 학자들도 있다. 이들은 사진을 통해 분자집단수(clustered water)는 아름다운 별 모양의 분자이고, 증류수(distilled water)는 죽은 물(dead water)처럼 밋밋하게 퍼진 모양, 수돗물은 불순물이 가득하며, 염소화 처리를 거친 물(chlorinated water)은 트림을 유도하는 것으로 묘사하고 있다. 그러나 이들 모두는 아직도 과학적인 검증을 얻지 못하고 있다.

어떤 알칼리수는 물분자 집단 또는 육각수를 형성하는데, 이것은 분자 레벨에서 더욱 조밀하고 풍부하며 더욱 활력을 준다고 한다. 이러한 정보는 약 30여 년 전부터 Dr. Jhon 등의 연구를 통해 일반인에게도 잘 알려지기 시작했다. 보통의 물(ordinary water)은 물분자 집단 클러스터가 (H_2O)12-13의 분자로 이루어져 있다. 일반적으로 물분자의 사이즈가 작으면 수친화력(hydration ability)이 증가한다. 육각수는 통상 $(H_2O)_6$의 높은 퍼센트를 나타내며 핵자기공명장치(NMR)로 분석한 결과 육각수의 수치는 60~70Hz(Hertz : 진동수단위)인 반면, 정상적인 수돗물은 약 100~150Hz의 수치를 나타낸다. 핵자기공명장치의 수치가 낮을수록 물의 클러스터는 더욱 작아진다. 그러나 이와 같은 Dr. Jhon의 육각수에 대한 독특한 성질의 결론은 과학적인 지지(scientific support)를 받지 못하고 있다.

10. 알칼리수는 천연의 항산화제

중성(pH 7)의 물은 수소이온(H+)과 하이드록실 이온(OH-)을 동일한 농도로 함유하고 있다. 물에서는 플러스 전하를 가진 수소이온이 마이너스 전하를 가진 하이드록실 이온보다 많으면 산성수가 되고, 반대로 하이드록실 이온이 수소이온보다 더 많으면 알칼리수가 된다. 하이드록실 이온은 하나의 산소원자와 결합하고 있는 하나의 수소다. 혈액에 알칼리 이온이 하이드록실의 형태로 더 많이 존재하면 약알칼리성(7.3~7.45)으로 되어 혈액은 더 많은 산소를 보유하게 된다.

현대 사회에서 산소농도는 스트레스, 환경오염, 식이 및 운동부족 등으로 인하여 감소되고 있다. 일반적으로 산소는 암세포를 파괴하고 노폐물을 제거하며 영양소를 운반하는 데 도움을 준다. 또한 인체를 침범하는 세균과 바이러스에 저항하는 데도 도움을 준다.

pH의 측정은 리트머스 시험지 또는 전자 pH 미터기를 사용하거나 산화환원전위(ORP) 미터기를 사용할 수 있다. 여기서 ORP 란 산화(Oxidizing), R은 환원(Reducing) 그리고 P는 전위(Potential)를 의미하기 때문에 ORP는 산화환원전위라고 한다. 즉, 산화를 한다는 것은 산화할 수 있는 능력을 말한다. 타거나 녹슬게 하고, 부식시키고 파괴한다는 것을 나타낸다. 죽은 사체의 파괴는 산화에 대한 아주 좋은 예가 된다. 이것은 이온 간의 전쟁에서 산이 승리한 것이다. 사람이 사망하면 사체는 산에 의해 파괴된다. 그러나 사실 이미 병환 또는 노환으로 죽기 수년 전부터 산성 물질은 알칼리보다 우위에 존재한다. 사망을 기점으로 체내 산 물질은 인체를 접수하여 사체를 자연 상태로 되돌리기 위해 파괴를 시작하는 것이다.

환원은 주는 것, 또는 기증하는 것을 의미한다. 만일 액체가 환원전위(reducing potential)를 가진다면 이것은 인체에 에너지를 기증할 수 있는 능력을 가지게 된다. 인체에서 건강한 세포가 활성산소에 의해 산화되면 세포는 파괴되어 질병에 더 잘 걸리게 된다. 활성산소(free radicals)는 건강한 세포로부터 전자(electron)를 빼앗는다. 여기서 손상된 세포는 다른 건강한 세포로부터 전자를 또 강탈한다. 따라서 이와 같은 문제가 영속적으로 야기된다. 알칼리수는 풍부한 전자를 쉽게 기증함으로써 과잉의 활성산소를 무해하게 하기 때문에 건강한 세포로부터 전자를 더 이상 강탈하지 못하게 한다. 그 결과 알칼리수는 활성산소 및 이와 연관된 질환의 제거를 돕는다.

ORP(산화환원전위) 미터기는 실제 물의 전하를 측정하는 도구이다. 0 이상의 양의 수치는 산화를 의미하는 것으로 물질의 이온을 강탈하는 산성 성질을 나타낸다. 만일 전위가 마이너스가 되면 이것은 환원, 즉 알칼리 및 이온 기증자의 성질을 가지고 있음을 나타낸다.

만일 신선한 오렌지주스를 만들면 마이너스 250의 산화환원전위(ORP)를 가진 항산화제가 된다. 알칼리수는 이와 같은 마이너스 ORP를 나타낸다. 따라서 1일 중 필요한 양만큼의 알칼리수를 하등의 부작용 없이 즐겨 마실 수가 있다. 만일 아직도 커피에 중독이 되어 있으면 알칼리수를 사용하여 커피를 뽑도록 한다. 그렇게 하면 훨씬 더 건강한 커피를 마실 수 있을 뿐만 아니라 다른 물보다 더욱 좋은 맛(taste)과 향(flavor)을 낼 수가 있다.

이와 같이 알칼리수는 마이너스의 산화환원전위(negative ORP)와 하이드록실 이온(OH^-)을 가지고 있기 때문에 산소의 생성을 도와주고, 유해한 활성산소(free radicals)를 중화시킨다. 또한 알칼리수의 마이너스 산화환원전위 성질은 체내에서 에너지 농도를 증가시키고 인체의 산/알칼리 균형을 교정하며 세포를 수화시켜 수많은 노화의 증상을 감소시킨다. 따라서 알칼리수는 강력한 천연의 항산화제다.

11. 알칼리수의 생산 노하우 차이점

물을 알칼리화할 수 있는 방법은 주로 두 가지이다. 즉, 알칼리 미네랄(alkali minerals)을 추가하거나 알칼리수 이온화기(alkaline water ionizer)를 사용하는 방법이다.

첫 번째 방법을 사용해 알칼리수를 생산하는 국내 기업의 사례를 보면 다음과 같은 공정을 거친다. 청정지역의 취수원에서 지하 300m 암반수를 채수하여 특수한 수처리의 기술력으로 중금속, 부유물질(SS), 인체에 해로운 미네랄(알루미늄, 크롬 등), 산성물질 등을 완전히 깨끗하게 정화한 후 알칼리성 미네랄이 풍부한 특수층을 통과시키면 $Ca(OH)_2$, $Mg(OH)_2$, KOH 등을 함유하는 알칼리 미네랄수가 된다. 이때 계기를 통하여 총 용해고형물질(TDS)의 함량을 일정하게 유지함으로써 인체친화적인 pH 9.1~9.9의 알칼리수가 생산된다.

두 번째 방법인 이온화기의 사용은 생산과정이 상대적으로 저렴하여 많은 수의 업체가 이용하는 방법이다. 이것은 산과 알칼리의 혼합물인 수돗물을 사용하여 여기에 알칼리 미네랄을 추가하는 것이다. 이 방법은 알칼리수를 얻기 위하여 화학적인 칵테일을 마시는 격이 되기 때문에 알칼리수로서의 유용성을 만족시키지 못한다.

알칼리수 이온화기는 수돗물을 활성탄 필터로 여과한다. 물이 전해(+ - 전극)된 후에 알칼리수와 산성수가 생성된다. 이들은 전자과정(electromagnetic process)에 의해 70%의 알칼리수와 30%의 산성수의 두 가지로 분리된다. 이들 양자의 물은 특별한 작용과 혜택을 가지고 있으나 그 용도는 상이하다. 알칼리수는 인체가 소모할 물이고, 산성수는 미용과 항균 목적의 외용으로 사용된다. 그러나 이 방법은 사용하는 물이 알칼리 미네랄을 풍부하게 함유하여야 하고, 알칼리 미네랄이 거의 없는 증류수 또는 역삼투압물을 사용하면 혜택을 보기가 어렵다.

12. 알칼리수의 pH 범위와
   시판제제

   일반적으로 알칼리수의 pH 범위는 7.8~10 사이에 있어야 한다. 또한 알칼리수는 pH 8.5 또는 그 이상의 물이 이상적인 것으로 평가되고 있다. 알칼리수는 아주 알칼리(very alkaline)인 pH 9 이상 그리고 알칼리(alkaline) pH인 8.5~9.0으로 대별된다. 이 조건을 만족시키는 제품은 다음과 같다.

   국내 생산 제품으로는 '水水' (pH 9.1~9.9), '시에나 디자인워터' (pH 9.8), '엠쓰리알파워터' (pH 8.1~8.4), '해라수' (pH 8.5) 등이 있다.

   수입품으로는 '뉴질랜드 알칼리수 pH 10' (pH 9.8), 일본의 '히타천령수', 독일의 '노르데나우' 그리고 일본의 '바나드림'

이 pH 8.3으로 알칼리성을 띠고 있다. 일반적으로 수입 알칼리수 제품은 국내 생산제품보다 100ml당 가격으로 비교 시 3~4배 이상 고가로 판매되고 있다.

13. 알칼리수의 혜택(Benefits)

　일반적으로 인체는 pH의 불균형으로 과도한 산성(too acidic) 상태에 놓여 있다. 왜냐하면 산성식품, 산성음료, 오염, 생활양식, 스트레스 등 거의 모든 것이 인체를 산성화시키기 때문이다. 인체가 너무 산성이 되면 질병의 발현과 번성에 이상적인 환경이 된다.

　인체는 이와 같은 과잉 산(excess acid)의 효과를 뼈로부터 칼슘(calcium)을 차용하거나 심장건강에 필요한 마그네슘(magnesium)을 사용하여 완충 또는 감소시키려고 노력한다. 또한 인체는 산성의 노폐물을 고형으로 전환시켜 지방조직에 그들을 축적시킨다. 그 결과 동맥경화 및 과체중이 야기된다. 더구나 인체의 대화소통채널이 파괴됨에 따라 암세포가 출현하고 장기는 위축되어 퇴행한다.

알칼리수는 아주 알칼리성(very alkaline)이기 때문에 축적된 산의 노폐물을 용해시키고 인체의 pH 밸런스를 회복시키는 데 도움을 준다. 따라서 인체를 알칼리성으로 유지하면 모든 질병과 싸우는 데 일차 방어선으로 작용한다.

14. 건강 혜택(Health Benefits)

알칼리수는 다음의 문제점을 예방하고 역전시키는 데 도움을 준다.

- 고혈압, 임신오조(입덧 시기의 아침 구역질), 당뇨병, 골다공증, 혈액순환 불량, 변비, 만성피로, 편두통, 운동 후 근육통, 숙취, 수분저류(부기), 체취, 비만 등이다.
- 알칼리수를 섭취하면 암 사망률이 10~25% 감소한다.

알칼리수 작용의 특성

- 부드럽고 매끈한 맛
- 고도의 침투성

- 산성물질의 용해작용
- 인체에 유익한 알칼리 미네랄 공급(알칼리수의 미네랄은 식품의 것보다 더 쉽게, 더 잘 흡수된다)
- 유해한 활성산소 제거

식물과 꽃에 대한 작용

- 식물을 더욱 건강하게 해줄 뿐만 아니라 꽃의 생명을 연장한다.

부록

국내 시판중인 미네랄워터 제품의 알칼리도 순위 – 국산 제품

번호	판매사	제품명	pH	TDS	Hardness
1	한국정수공업주식회사	A水	9.1~9.9		
2	한국원자력연구원 BI센터 ㈜메자이텍	m3α 엠쓰리알파워터	8.1~8.4		
3	㈜제이드워터	옥정수	8.0~8.3		
4	㈜금천게르마늄	지알파샘물	7.6~8.1		160
5	㈜금천게르마늄	헬시언	7.6~8.1		160
6	㈜대영식품	시에나디자인워터	9.8		
7	㈜대영식품	시에나훼미리	9.8		
8	㈜바이오신비	해라수	8.5		
9	옥샘	옥샘	8.4		

〈부록 자료 2〉

국내 시판중인 미네랄워터 제품의 알칼리도 순위 – 수입 제품

번호	판매사	제품명	pH	TDS	경도
1	Aquadeli	뉴질랜드 알칼리수 pH10	9.8		
2	히타천령수	일본 히타천령수	8.3		31
3	Nordenau	독일 노르데나우 (Nordenau)	8.3	171	147
4	바나드림	일본 바나드림 (Vanadream)	8.3		18.8
5	New Life	호주 알카라이프	8.17		
6	와일드알프	오스트리아 와일드알프 베이비워터	7.8		109
7	Bling	미국 Bling Paris Pink	7.66	140	

번호	판매사	제품명	pH	TDS	경도
8	Bling	미국 Bling Cobalt Blue	7.66	140	
9	Canada Whistler Inc	캐나다 휘슬러워터	7.2	120	47
10	Source Glacier Beverage Company Ltd	미국 10 Thousand BC	6.89	4	1.08
11	오메가파마	프랑스 이드록시다즈 (Hydroxydase)	6.8		
12	우토코	일본 마린파워	6.6		520
13	Koyo USA Corp	하와이 마할로워터 MaHaLo	6.06	224	59.1

〈부록 자료 3〉

국내 시판 미네랄워터 가격 순위 – 수입 제품(탄산, 비탄산)

가격 순위	판매사	제품명	용량 (ml)	가격 (원)	100ml당 가격	pH	TDS	경도
1	Bling	미국 Bling Paris Pink	375	79,000	21,066.7	7.66	140	
2	Bling	미국 Bling Cobalt Blue	375	79,000	21,066.7	7.66	140	
3	Saint Geron 프랑스	쌩제롱(Saint Geron)	750	72,000	9,600			
4	Iceberg Canada	캐나다 아이스버그(Iceberg)	750	66,000	8,800			
5	Staatl Fachingen	독일 슈타틀리히 파킹엔 (Fachingen)	250	6,000	2,400			
6	오메가파마	프랑스 이드록시다즈 (Hydroxydase)	200	4,400	2,200	6.8		
7	Nordenau	독일 노르데나우 (Nordenau)	500	10,000	2,000	8.3	171	147
8	Source Glacier Beverage Company Ltd	미국 10 Thousand BC	750	15,000	2,000	6.89	4	1.08
9	와일드알프	오스트리아 와일드알프 베이비워터	250	3,500	1,400	7.8		109
10	Aquadeli	뉴질랜드 알칼리수 pH10	350	4,000	1,142.9	9.8		

가격 순위	판매사	제품명	용량 (ml)	가격 (원)	100ml당 가격	pH	TDS	경도
11	Ty Nant	영국 타우(Tau)	330	3,500	1,060.6			
12	우토코	일본 마린파워	500	5,000	1,000	6.6		520
13	New Life	호주 알카라이프	350	3,200	914.3	8.17		
14	Ensinger	독일 엔징어(Ensinger)	1,000	9,000	900			1,828
15	Ensinger	독일 엔징어(Ensinger) 탄산수	500	4,500	900			1,828
16	와일드알프	오스트리아 몬테스(Montes)	330	2,775	840.9			
17	Azzurra	이탈리아 아주라(Azzurra)	750	6,000	800			
18	바나드림	일본 바나드림(Vanadream)	2,000	15,000	750	8.3		18.8
19	히타천령수	일본 히타천령수	500	3,541	708.2	8.3		31
20	Gerolsteiner	독일 게롤슈타이너 (Gerolsteiner)	250	1,700	680			
21	㈜트레밀라	하와이 코나딥(Kona deep)	500	2,700	540			
22	S. Pellegrino	이탈리아 아쿠아파나(Aqua Panna)	500	2,700	540			
23	S. Pellegrino	이탈리아 산펠레그리노 (S. Pellegrino)	500	2,666	533.2			
24	Koyo USA Corp	하와이 마할로워터 MaHaLo	1,500	7,000	466.7	6.06	224	59.1
25	Ty Nant	영국 티난트(Ty nant)	500	2,312	462.4			
26	Nestle Waters France	프랑스 페리에(Perrier)	330	1,375	416.7			
27	Fiji Water	미국 Fiji	330	1,266	383.6			
28	Danon France	프랑스 에비앙(Evian)	330	1,166	353.3			
29	Canada Whistler Inc	캐나다 휘슬러워터	1,500	3,000	200	7.2	120	47

국내 시판 미네랄워터 가격 순위 – 국산 제품(비탄산)

가격 순위	판매사	제품명	용량(ml)	가격(원)	100ml당 가격	pH	TDS	Hardness
1	생명동력수	엘릭서	500	7,142	1,428.4			
2	㈜대영식품	시에나디자인워터	500	4,800	960.0	9.8		
3	SOBIZ	기네스산소수	500	3,300	660.0			
4	한성바이오텍	웰수(Wellsoo)	500	3,000	600.0			
5	㈜강원심층수	천년동안 심층수	350	2,000	571.4			
6	㈜워터스	태초의물처럼	1,800	9,444	524.7			
7	㈜대영식품	시에나훼미리	1,500	6,800	453.3	9.8		
8	한국정수공업주식회사	A水	500	2,000	400.0	9.1～9.9		
9	㈜로진	소백산수	500	1,600	320.0			
10	㈜제이드워터	옥정수	500	1,500	300.0	8.0～8.3		
11	㈜모닝워터	모닝워터	500	1,500	300.0			
12	Panablu	Sure 슈어	500	1,500	300.0			
13	석수/퓨리스	아쿠아블루	450	1,300	288.9			
14	롯데칠성	해양심층수 블루마린	500	1,200	240.0			
15	㈜바닷물	동해수	500	1,200	240.0			
16	㈜바이오신비	해라수	500	1,000	200.0	8.5		
17	㈜바이오신비	해모수	500	1,000	200.0			
18	㈜동해샘물	동해 약천골지장수	500	1,000	200.0			
19	SK gas Panablu	슈어워터바	20,000	38,000	190.0			300
20	한국원자력연구원 BI센터 ㈜메자이텍	m3α 엠쓰리알파워터	1,800	3,166	175.9	8.1～8.4		
21	옥샘	옥샘	1,500	2,500	166.7	8.4		
22	㈜동해샘물	동해 약천골지장수	2,000	3,333	166.7			
23	㈜금천게르마늄	지알파샘물	500	800	160.0	7.6～8.1		160
24	㈜금천게르마늄	헬시언	500	800	160.0	7.6～8.1		160
25	롯데칠성	해양심층수 블루마린	1,800	2,166	120.3			
26	석수/퓨리스	석수	500	500	100.0			
27	일화	초정수	500	500	100.0			
28	㈜태백산수	약산게르마늄샘물	1,800	1,666	92.6			
29	㈜산수샘물	산수샘물	1,800	833	46.3			

〈부록 자료 5〉

국산 시판 탄산 미네랄워터의 가격 순위

가격 순위	판매사	제품명	용량(ml)	가격(원)	100ml당 가격
1	석수/퓨리스	디아망	330	2,833	858.48
2	일화	자스페(Zaasfe)	275	1,416	514.91
3	롯데칠성	트레비	280	1,125	401.78
4	일화	초정탄산수 캔	250	700	280
5	일화	초정탄산수	500	1,050	210

〈부록 자료 6〉

국내 시판 수입 미네랄워터 제품의 미네랄 함유량

제품명	Ca mg/l	Mg mg/l	Na mg/l	K mg/l	Fluor mg/l	total Mineral	비고
독일 게롤슈타이너 (Gerolsteiner)	201	240	1,842	182	0.08	2,465	탄산수
영국 타우(Tau)	528	124	29	7		688	탄산수
미국 10 Thousand BC	348	108				456	빙하수 산소함 10mg/l
오스트리아 와일드알프 베이비워터	186.9	52.2	35	3		277.1	
이탈리아 아쿠아파나 (Aqua Panna)	21	110	70	3	0.1	204	
프랑스 이드록시다즈 (Hydroxydase)	147	3	9	1		160	탄산수
일본 바나드림(Vanadream)	3.9	12	96	3.6		115.5	지하수 300r 바나듐 130g
호주 알카라이프	78.4	32	1.05	1.06	0.11	112.51	bicarbonate 290ml/l 천연
하와이 마할로워터 MaHaLo	78	24	3.8	1	0.2	106.8	해양심층수
뉴질랜드 알칼리수 pH10	5	5	75	1		86	천연 지하암
독일 노르데나우(Nordenau)	60	12	7	1		80	
일본 마린파워	30.5	12.2	21.4	1.2	0.018	65.3	
하와이 코나딥(Kona deep)	42	12	4.1	0	0.02	58.1	해양심층수

제품명	Ca mg/l	Mg mg/l	Na mg/l	K mg/l	Fluor mg/l	total Mineral	비고
미국 Bling Cobalt Blue	22	12	22	1	0.01	57	800m 지하수 Bicarbonate 100mg
영국 티난트(Ty nant)	41.8	8.1	3.2	1.1	0.04	54.2	생수
캐나다 휘슬러워터	33	6.7	6.3	0.9	0.1	46.9	
이탈리아 아주라(Azzurra)	9.6	1.9	22	8.4	0.08	41.9	탄산수
이탈리아 산펠레그리노 (S. Pellegrino)	11	1	1.9	0.5		14.4	탄산수
미국 Fiji	4.9	1.62	5.9	1.02	0.46	13.44	화산암 지하수
독일 엔징어(Ensinger)	0	6.8	1.5	1.2	0	9.5	샘물
독일 엔징어(Ensinger) 탄산수	0	6.8	1.5	1.2	0	9.5	탄산수
오스트리아 몬테스(Montes)	0.32	0.06	0.01	0	0	0.39	

• total mineral : Ca, Mg, Na, K 함유량의 합산

〈부록 자료 7〉

국내 시판 국산 미네랄워터 제품의 미네랄 함유량

제품명	Ca mg/l	Mg mg/l	Na mg/l	K mg/l	Fluor mg/l	total Mineral	비고
시에나디자인워터	426	1,326	11,050	419		13,221	물분자 H20n5~6 53hz
m3α 엠쓰리알파워터	421	1,264		391		2,076	Si 25.9 Mo.1
산수샘물	2.99	0.28	12	130.69		145.96	샘물
해양심층수 블루마린	27.2	20.5	24.7	21.3		93.7	해양심층수 1,032m
슈어워터바	27.2	20.5	24.7	21.3		93.7	해양심층수 1,500m
A水	36.4	19.5	13.7	2.9	0.3	72.5	미네랄암반지하수 알칼리수
트레비	53.65	12.52	1.676	1.07		68.916	탄산수
약산게르마늄샘물	49.6	5.7	9.2	2.4	0.6	66.9	지하 250m 연옥층 맥반석 샘물
태초의물처럼	32.8	5.9	24.5	1.7		64.9	샘물
초정수	36.5	14	8.5	0.9		59.9	초정리 광천수에서 탄산 제거 생수

제품명	Ca mg/l	Mg mg/l	Na mg/l	K mg/l	Fluor mg/l	total Mineral	비고
옥샘	16	2	25.1	4.7		47.8	샘물
아쿠아블루	0.8	1.9	42	2.7		47.4	해양심층수 1,031m
웰수(Wellsoo)	18.09	2.65	15.85	3.33		39.92	자화활성 알칼리 환원수 49.7hz
Sure 슈어	35					35	해양심층수 1,500m
해양심층수 블루마린	15.5	2.4	9.9	2.5		30.3	해양심층수 1,032m
석수	9.3	3.2	3.3			15.8	천연광천수
시에나훼미리	5	0.5	0.5	0.1		6.1	산화환원전위- 185.5mV

〈부록 자료 8〉

음식의 pH

음식	pH	음식	pH
라임	1.9	바나나	4.6
레몬	2.3	호박	5.0
크랜베리	2.5	당근	5.1
구즈베리	2.9	애호박	5.2
자두	2.9	양배추	5.3
식초	2.9	시금치	5.4
탄산음료	3.0	콩	5.5
사과	3.1	흰 빵	5.5
과일젤리	3.1	고구마	5.5
자몽	3.2	아스파라거스	5.6
피클	3.2	치즈	5.6
딸기	3.3	감자	5.8
와인	3.3	밀가루	6.0
블랙베리	3.4	참치	6.0
라즈베리	3.4	완두콩	6.1
오렌지	3.5	연어	6.2
복숭아	3.5	버터	6.3
체리	3.6	옥수수	6.3
올리브	3.7	굴	6.4

음식	pH
살구	3.8
과일잼	3.8
서양배	3.8
포도	3.8
토마토	4.2
맥주	4.5

음식	pH
우유	6.5
메이플시럽	6.8
새우	6.9
정수(pure water)	7.0
소금	7.5

〈부록 자료 9〉

인체 내 pH와 대표적 산성 알칼리성 물질

산성	pH	알칼리성	pH
위산	1.5	침	7.1
와인	3.5	혈액	7.4
맥주	4.4	바닷물	8.1
우유	6.5	췌장액	8.8
		비누	9.1
		베이킹 소다	12.0

〈부록 자료 10〉

평균 성인 인체의 미네랄 함유량(63kg 남성 기준)

산 형성 원소	g	알칼리 형성 원소	g
Cl(염소)	85	Na(나트륨)	63
P(인)	670	K(칼륨)	150
S(황)	112	Ca(칼슘)	1,160
I(요오드)	0.014	Mg(마그네슘)	21
		Fe(철)	3

63kg 성인남자의 일일 미네랄 섭취요구량/필요량

산 형성 원소	mg	알칼리 형성 원소	mg
Cl(염소)	3,500	Na(나트륨)	3,000
P(인)	700	K(칼륨)	1,000
I(요오드)	0.25	Ca(칼슘)	1,000
		Mg(마그네슘)	350
		Fe(철)	8

- 참조 : Medical Physiology, by Arthur Guyton
  Krause's Food, Nutrition & Diet Therapy, by L. Kathleen Mahan and Sylvia Escott-Stump

음식의 칼슘과 인 함유량(100g당)

음식	Ca(mg)	P(mg)	Ca/P	음식	Ca(mg)	P(mg)	Ca/P
닭고기	4	280	0.01	톳나물	1,400	56	25.1
돼지고기	4	180	0.02	무청	190	30	6.3
참치	11	350	0.03	다시마	800	150	5.3
흰쌀	6	170	0.04	미역	1,300	260	5.0
대구	9	160	0.06	차(茶)	720	200	3.6
고등어	22	300	0.07	김	600	200	3.0
죽순	4	51	0.08	당근청	200	74	2.7
연어	22	240	0.09	파	100	51	2.0
흰 빵	11	68	0.16	시금치	98	52	2.0
계란	65	230	0.28	검은깨	1,100	570	1.9
미소된장	81	180	0.45	두부	160	86	1.9
가지	16	26	0.62	무	28	17	1.6
오이	19	27	0.70	귤	16	14	1.1
고구마	24	33	0.73	우유	100	90	1.1
배추	33	40	0.83	요거트	150	140	1.0

음식	Ca(mg)	P(mg)	Ca/P	음식	Ca(mg)	P(mg)	Ca/P
				당근	47	60	0.78
				대파줄기	50	51	0.98

• Ca/P의 비율이 높을수록 알칼리성을 띠며 비율이 낮을수록 산성에 가까워진다.

〈부록 자료 13〉

산 형성음식과 염기 형성음식

산 형성음식	염기 형성음식
계란	소금
쇠고기	된장
돼지고기	간장
닭고기	야채
생선	과일
치즈	
거의 모든 곡류	
견과류	
맥주	
위스키	
정제설탕	

〈부록 자료 14〉

음식과 산형성도, 알칼리형성도

(100g의 고형물질을 섞은 1리터의 물을 중화하기 위해 필요한 산성 또는 알칼리성 용액(ml)의 양)

산 형성음식	중화에 필요한 알칼리의 양	알칼리 형성음식	중화에 필요한 산성의 양
쌀겨	85.2	미역	260.8
말린 오징어	29.6	곤약	56.2
건어물	24	다시마	40.0
계란 노른자	19.2	생강	21.1

산 형성음식	중화에 필요한 알칼리의 양	알칼리 형성음식	중화에 필요한 산성의 양
오트밀	17.8	강낭콩	18.8
현미	15.5	표고버섯	17.5
참치	15.3	시금치	15.6
문어	12.8	콩	10.2
닭고기	10.4	바나나	8.8
정맥보리	9.9	밤	8.3
잉어	8.8	타로	7.7
굴	8.0	팥	7.3
연어	7.9	당근	6.4
메밀가루	7.7	열무	6.4
장어	7.5	버섯	6.4
조개	7.5	적치커리	6.2
말고기	6.6	딸기	5.6
조개관자	6.6	감자	5.4
돼지고기	6.2	무장아찌	5.0
땅콩	5.4	양배추	4.9
쇠고기	5.0	무	4.6
치즈	4.3	애호박	4.4
전복	3.6	죽순	4.3
통보리	3.5	고구마	4.3
새우	3.2	연근	3.8
완두콩	2.5	오렌지주스	3.6
맥주	1.1	사과	3.4
빵	0.6	계란 흰자	3.2
닭고기 수프	0.6	감	2.7
튀긴 두부	0.5	서양 배	2.6
사케	0.5	포도주스	2.3
버터	0.4	오이	2.2
아스파라거스	0.1	수박	2.1
		가지	1.9
		양파	1.7
		줄기콩	1.1
		모유	0.5
		우유	0.2
		두부	0.1

음식군별 산 형성도 분석

알칼리화 식품	약산성화 식품	산성화 식품
	과일	
해당사항 없음	사과	애플사이다
	포도	서양 배
	자두	천도복숭아
	잘 익은 살구	모렐로체리
	복숭아	
	노란 자두	
	수박	
	빙 체리	
	무화과	
	멜론	
	딸기류	
해당사항 없음	잘 익은 딸기	신 딸기
	구즈베리	라즈베리
	블루베리	멀베리
	시트러스 과일류	
해당사항 없음	클레멘타인 귤	만다린 귤
		오렌지
		레몬
		자몽
	열대과일류	
바나나	망고	파인애플
	석류	키위
	감	
	말린 과일류	
건포도	프룬	황 처리를 거친 신 살구
익은 살구	서양 배	
바나나	사과	
대추야자	복숭아	
	무화과	
	망고	
	파인애플	

알칼리화 식품	약산성화 식품	산성화 식품
견과류		
아몬드 브라질넛 기름에 절인 검은 올리브	캐슈넛 참깨 잣 코코넛 그린올리브	호두 헤이즐넛 땅콩 피칸 피스타치오 호박씨 해바라기씨 식초에 절인 올리브
채소류		
감자 샐러드용 야채(치커리, 상추, 민들레 등) 녹색양배추 셀러리 줄기콩 비트 아티초크 브로콜리 브러셀스프라우트 시금치 당근 적양배추 고구마 호박 애호박 오이 파프리카	아보카도 컬리플라워	토마토 가지 피클
황 함유 채소류(Sulfurous vegetables)		
해당사항 없음	무 고추 양파 마늘 샬럿 아스파라거스	해당사항 없음

알칼리화 식품	약산성화 식품	산성화 식품
곡류		
옥수수	밀 현미 호밀 보리 메밀 퀴노아	조 흰쌀 쿠스쿠스 세몰리나 밀
빵류		
	통곡물빵 어두운 색의 빵	이스트 빵 흰 빵
크래커, 파스타, 씨리얼류		
해당사항 없음	통곡물 크래커 통곡물 파스타 통곡물 씨리얼 당분을 첨가한 씨리얼과 그래놀라, 뮤슬리	흰 크래커 흰 파스타 첨가물 없는 씨리얼 플레이크
간식류		
해당사항 없음	통곡물 그래놀라바 통곡물과 적은 양의 설탕으로 만든 쿠키와 케이크	초콜릿과 많은 당분을 첨가한 그래놀라 바 흰 밀가루, 정제설탕, 초콜릿으로 만든 쿠키와 케이크, 파이
유제품		
생우유 바나나 스무디 생버터 생버터우유	살균우유 과일 스무디 생요거트 무설탕 요거트음료	고온살균우유 초콜릿우유 가열한 버터 오래된 요거트 설탕을 첨가한 요거트 오래된 버터우유
치즈		
물기를 잘 짠 생치즈	까망베르, 브리 스위스, 프로볼론	오래 숙성시킨 치즈 파르메잔
계란, 육류		
계란 노른자	계란 흰자+노른자 닭고기 어린 양고기	쇠고기 양고기 돼지고기
생선류, 해산물		
해당사항 없음	기름기 없는 생선 굴	기름진 생선(연어, 청어, 고등어 등) 랍스터

알칼리화 식품	약산성화 식품	산성화 식품
해당사항 없음	해당사항 없음	새우 홍합
콩류		
두유 두유 요거트 콩나물	두부 말린 완두콩 렌틸콩 강낭콩 흰콩	대두 병아리콩 팥 땅콩
설탕, 소금, 향신료		
무정제 사탕수수 설탕 배즙 천일염 파슬리 베이즐	메이플시럽 꿀 애플사이다 식초	흰설탕 황설탕 케이퍼 피클 머스터드 마요네즈 케첩 그 외 식초류
기름		
콜드프레스(비가열) 해바라기유, 올리브유, 홍화유 수소화과정을 거치지 않은 마가린	가열 압착유	땅콩기름, 호두기름, 헤이즐넛기름 가열한 기름 라드 팜유, 코코넛유로 만든 마가린
버섯		
해당사항 없음	양송이버섯	그 외 버섯(트러플 등)

〈부록 자료 16〉

음료별 산 형성도 분석

알칼리화 음료	약산성화 음료	산성화 음료
정수 알칼리수	해당사항 없음	해당사항 없음

알칼리화 음료	약산성화 음료	산성화 음료
미네랄워터		
탄산기 없는 pH7 물 : 에비앙, 림피아, Henniez bleue, Contrexevile	약간의 탄산을 함유한 제품	탄산을 많이 함유한 제품
수돗물		
취수원과 정수처리에 따라 다름	취수원과 정수처리에 따라 다름	취수원과 정수처리에 따라 다름
차콜필터 정수		
해당사항 없음	해당사항 없음	오래된 필터 pH 6.5 새 필터 pH 6.0
커피, 차, 허브차		
민트차, 버베나 등	녹차 로즈힙 과일가향차 등	커피 홍차 핫초콜릿 코코아
기타 식품		
생 채소 아몬드 우유 두유	숙성야채	토마토 사먹는 레모네이드 소다
주류		
해당사항 없음	맥주	와인 코디얼 알코올 도수가 높은 술

참고문헌

1. Aihara H. Acid & Alkaline. Macrobiotic foundation, Oroville CA. 1971

2. Andres G. Medical Pharmacology. C. V. Mosby Co. 1976

3. Arizona Water Resources. Pharmaceuticals in Our Water Supplies. Jul–Aug 2000.

4. Arnold SF Et al. Science. 272:1489. 1996

5. Batmanghelidj F. A New and Natural Method of Treatment of Peptic Ulcer Disease. J Clin Gastroenterol. 5:203–205. 1983.

6. Batmanghelidj F. Is Cell Membrane Receptor Protein Down–Regulation Also a Hydrodynamic Phenomenon? Science in Medicine Simplified. Vol. 2. 1991

7. Batmanghelidj F. Medical Report: A New Medical Discovery. Shirley's Wellness Caf?. http://www.shirleys–wellness–cafe.com/water.htm(accessed Feb 2006)

8. Batmanghelidj F. Pain: A Need For Paradigm Change. Anticancer Research. 7(5B) 971–990. 1987.

9. Batmanghelidj F. Water for Health, for Healing, for Life. New York Time Water Group. 2003.

10. Batmanghelidj F. Your Body's Many Cries for Water. Falls Church VA: Global Health Solutions, Inc. 1997.

11. Bernstein J et al. American Journal of Clinical Nutrition. 30:613. 1977

12. Beverage Marketing Corporation. Bottled Water Continues as Number 2 in 2004. International Bottled Water Association. Feb 2006.

13. Bowes and Church. Food Values of Portions Commonly Used. J. B. Lippincott Co. Philadelphia. 1970

14. Bruce A et al. Body Composition, Prediction of Normal Body Potassium, Body Water and Body Fat in Adults on the Basis of Body Height, Body Weight and Age. Scand. J. Clin. Lab. Invest. 40:461-473. 1980.

15. Canadian Press. People Who Frequently Reuse Water Bottles May Be Risking Their Health. Jan 26, 2003.

16. CAS Statistical Summary. 1907-2004. Growth of the CAS Chemical Registry System. Chemical Abstracts Service, a division of the American Chemical Society.

17. Chishima K. Revolution of Biology and medicine. Vol 9. Neo-Haematological Society Press. Gifu, Japan. 1972

18. Colbert D. The Bible Cure for Headaches. Lake Mary Fl. 2000

19. Conacher D. Troubled Waters on Tap: Organic Chemicals in Public Drinking Water System and the Failure of Regulation. Washington DC: Center for Study of Responsive Law. 1988.

20. Cooper CL(ed.). Stress and Breast Cancer. John Wiley, NY. 1988

21. Darling T. Water Works. Vibrant Life. Jan 2001.

22. Demetrakopoulos GE et al. Cancer Research. 42:756S. 1982

23. Doheny B. Nalgene Plastic May Be Harmful: Studies Show That the Popular Water Bottle May Pose Serious risks. The Daily Barometer. Feb 2004.

24. Edidin M. Rotational and Lateral Diffusion of Membrane Proteins and Lipids: Phenomena and Function. Current Topics in Membranes and Transport. 91-127. Academic Press. 1987.

25. Editorial. Thirst and Osmoregulation In The Elderly. 1017-1018. Lancet. Nov 1984

26. Environmental Protection Agency. Where Does My Drinking Water Come From? http://www.epa.gov/region7/kids/drnk_b.htm(accessed Feb 2006)

27. Environmental Working Group. Into the Mouths of Babes: Bottle-Fed Infants at risk from Atrazine in Tap Water. Washington DC: Environmental Working Group. Oct 2006.

28. Ershoff BH. Journal of Food Science. 41:949. 1976

29. Espiner EA. The Effect of stress on Salt and Water Balance. Ballier's Clinical Endocrinology and Metabolism. 1(2) 375–390. 1987.

30. Ferme L. Water, Water Everywhere: How Much Should You Drink? American Dietetic Association. Jan 2006.

31. Finkelstein A. Water Movement Through Lipid Bilayers, Pores and Plasma Membrane, Theory and Reality. Distinguished Lecture Series of the Society of General Physiologists. Vol.4, John Wiley & Sons. 1987.

32. Gardiner N et al. Pros. Leuk. 34:119. 1988

33. Gilman V. Coffee buzz: Drink is top Antioxidant Source in U.S.. National Geographic. Aug 2005.

34. Glasser G. Water: A Toxic Dump? Health Freedom News. Sarasota ECO Report. 4(12) Jul 1995.

35. Hasselgren PO et al. Current Concepts of Protein Turnover and Amino Acid Transport in Liver and Skeletal Muscles During Sepsis. Arch Surg. 123:992–999. 1988.

36. Heiss WD et al. Activation of PET as an Instrument to Determine Therapeutic Efficacy in Alzheimer's Disease. Annals of the New York Academy of Science. 695:327–331.

37. Hendler SS. The Oxygen Breakthrough. Simon&Schuster, NY. 1989

38. Hintikka J et al. Daily Tea Drinking Is Associated with a Low Level of Depressive Symptoms in the Finnish General Population. European Journal of Epidemiology. 20(4) 359–363. 2005.

39. Hoffer A et al. Journal of Orthomolecular Medicine. 5(3):143. 1990

40. Humes HD. Disorders of Water Metabolism; Fluids and Electrolytes, Eds. Kokko and Tannen. Saunders. 118–149. 1986.

41. Ion Life Inc. Apples with Apples: How to Choose a Water Filter System. http://www.ionizers.org/water-filters.html 2006.

42. Jaakkola K et al. Anticancer Research. 12:599. 1992

43. Jhon MS. The Water Puzzle and the Hexagonal Key. Uplifting Press. 2004.

44. Katchalski-Katzir E. Conformational change in Macromolecules.

Biorheology. 21:57-74. 1984.

45. King WD and Marrett LD. Case-Control Study of Bladder Cancer and Chlorination By-Product in Treated Water. Cancer Causes and Control 7. Feb 2006.

46. Laczi F et al. Plasma Arginin-8-Vasopressin Response to Osmotic or Histamine Stimulation Contribute to the Differential Diagnosis of Central Diabetes Insipidus. Acta Endocrinologica. 113:168-174. 1986.

47. Lamm DL et al. Journal of Urology. 151:21. 1994

48. Lauren M et al. Bottled Water Regulation and the FDA. Food Safety Magazine. U.S. Food and Drug Administration, Center for Food Safety and Applied Nutrition. Aug/Sep 2002.

49. Levine B. Hydration 101: The Case for Drinking Enough Water. Health and nutrition News. Jan 2006.

50. Levine SA et al. Antioxidant Adaptation. P209. Biocurrents, San Leandro CA. 1986

51. Maia L and deMendonca A. Does Caffeine Intake Protect from Alzheimer's Disease? European Journal of Neurology. 9(4) 377-382. Jul 2002.

52. Mansfield DA. What Percentage of the Human Body Is Water, and How Is This Determined? Boston Globe. Jan 2006.

53. Mascha M. Most Americans Unaware of the Many choices in bottled Waters. Fine Waters Newsletter. Jul 2005.

54. McTighe B. Water Filteration: Simple Carbon Filters Go a Long Way. Home Environmental. http://www.homeenv.com/art_wtr_filt.htm Ion Life Inc. 2006.

55. Mizumoto T. Effects of the Calcium Ion on the Wound Healing Process. Current Topics in Hokkaido Igaku Zasshi. 62(2) 332-345. 1987.

56. Naisbitt J et al. Megatrends 2000. P257. Morrow NY. 1990

57. Nalder BN et al. Journal of Nutrition. 1972

58. Newell GR. Primary Care in Cancer. P29. 1991

59. Newell K et al. Proceedings of National Academy of Sciences. 90(3) : 1127. 1993

60. Noto V et al. Cancer. 63:901. 1989

61. NSF International. The Facts About Bottled Water. NSF Water Safety Kit.
http://www.nsf.org/consumer/newsroom/pdf/fact_water_bottledwater.pdf
Feb 2006.

62. Ohsawa G. Practical Guide to Far Eastern Macrobiotic Medicine. GOMF, San
Francisco, 1973

63. Okada T. Cell Society. Kodansha, Tokyo. 1972

64. Phillips PA et al. Reduced Thirst After Water Deprivation in The Elderly Men.
The New England Journal of Medicine. 311(12) 753–759. Sep 1984.

65. Poydock ME. Am J Clin Nutr. 54: 1261S. 1991

66. Quarton, Melnichuck and Schmidt. Neurosciences: A Study Program.
Rockefeller University Press, New York. 1967

67. Rachel's Environment and Health news. Drugs in the Water. Environmental
Research Association. Sep 1998.

68. Rand RP and Parsegian VA. Phospholipid Bilayer Hydration ? Interbilayer
Repulsion and Interbilayer Structural Changes. Biophysics of Water. 140–
143. John Wiley and Sons Ltd. 1982.

69. Rao AR et al. Japanese Journal of Cancer Research. 81:1239. 1990

70. Rega AF. Transport of Ca2+ and ATP Hydrolysis by the Calcium Pump; The
Ca2+ Pump of Plasma Membranes. 67–90. CRC Press. 1986.

71. Rimon G et al. Mode of Coupling Between Hormone Receptors and
Adenylate Cyclase Elucidated by Modulation of membrane Fluidity. Nature.
276:396. Nov 1978.

72. Rossi–Fanelli F et al. Journal of Parenteral and Enteral Nutrition. 15:680. 1991

73. Salazar–Martinez E et al. Coffee Consumption and Risk for Type 2 Diabetes
mellitus. Annals of Internal Medicine. 140: 1–8. Jan 2004.

74. Schwartz JL. Journal of Nutrition. 124(4) : 1221S. 1996

75. Sek–Wen Hui. Ultrastructural Studies of the Molecular Assembly in
Biomembranes: Diversity and Similarity. Current Topics in Membranes and
Transport. 29: 29–70. Academic Press. 1987.

76. Selye H. Stress Without Distress. JB Lippincott NY. 1974

77. Srivastaba DK and Bernhard SA. Enzyme-Enzyme Interaction and The Regulation of metabolic Reaction Pathways. Current Topics in Cellular Regulation. 28: 1-68. 1986.

78. Steen B et al. Body Water in The Elderly. 101. Lancet. Jan 1985.

79. Stryer L. Introduction to Biological Membranes. Biochemistry. 205-253. WH Freedman and Company. 1981.

80. Tada M et al. Ca2+Depentent ATPase of the Sarcoplasmic Reticulum. Transport and Bioenergetics in Biomembranes. Eds. Sato R and Kagawa Y. Plenum Press NY. 1982.

81. Tools for Transformation. Balancing Acid/Alkaline Foods. http://www.trans4mind.com/nutrition/pH.htm Feb 2006.

82. U.S. Department of Agriculture. Composition of Foods. Washington, D. C., 1997

83. U.S. Geological Survey. Insecticides in Streams Were Highest in Urban Areas. The Quality of Our Nation's Waters: Nutrients and Pesticides. Circular 1225. Feb 2006.

84. Vaziri P et al. Evidence for Histamine Involvement in the Effect of Histidine Loads on Food and Water Intake in Rats. Journal of Nutrition. 127(8): 1519-1526. 1997.

85. Weise E. Are Our Products Our Enemy? USA Today. Aug 2, 2005.

86. Weiss DG and Gross GW. Intracellular Transport in Nerve Process: The Chromatographic Dynamics of Axoplasmic Transport. Biological Structure and Coupled Flows. 387-396. Academic Press. 1983.

87. Wiggins PM. A Mechanism of ATP-Driven Cation Pumps. Biophysics of Water. Eds. Franks F et al. 266-269. John Wiley and Sons Ltd. 1982.

88. Yam D. Medical Hypothesis. 38:111. 1992

89. Yellen G. Permeation in Potassium Channels: Implications for Channel Structure. Annu. Rev. Biophys. Chem. 16:227-246. 1987.